广西自然科学基金项目

广西高等学校高水平创新团队及卓越学者计划资助

中国壮医针刺学

林辰　著

黎玉宣　绘图

广西科学技术出版社

图书在版编目（CIP）数据

中国壮医针刺学 / 林辰著 . —南宁：广西科学技术出版社，2014.11（2024.4 重印）
ISBN 978-7-5551-0308-0

Ⅰ . ①中… Ⅱ . ①林… Ⅲ . ①壮族—民族医学—针刺疗法 Ⅳ . ① R291.8

中国版本图书馆 CIP 数据核字（2014）第 250440 号

Zhongguo Zhuangyi Zhencixue

中国壮医针刺学

林 辰 著

黎玉宣 绘图

策 划：黎志海 责任编辑：黎志海
封面设计：李寒林 责任校对：谭 英
责任印制：韦文印

出 版 人：韦鸿学 出版发行：广西科学技术出版社
社 址：南宁市东葛路 66 号 邮政编码：530023
网 址：http://www.gxkjs.com

经 销：全国各地新华书店
印 刷：北京兰星球彩色印刷有限公司

开 本：787mm×1092mm 1/16
字 数：251 千字 印 张：16.5
版 次：2014 年 11 月第 1 版 印 次：2024 年 4 月第 3 次印刷
书 号：ISBN 978-7-5551-0308-0
定 价：98.00 元

序 一

首批广西卓越学者、第二批广西名中医林辰教授天性诚朴宽厚，敏而好学，悉心于壮医学医、教、研二十余载，用心之专，用力之勤，治学之广，日复一日，深挖细研壮医针术，得其精髓，今将其所学之心得、所得之经验上升为理论，著《中国壮医针刺学》，无私奉献于世，可喜可贺。

《中国壮医针刺学》另辟蹊径，理论与临床特色优势明显；处方用穴以天干地支为道，以环为穴；针刺手法贯于"8"字环针法，巧妙独到，师古而不泥古。书中一招一式皆体现壮族人民的智慧，以"三道二路"为理论基础，以天、地、人三气同步为纲要，自成一体，形成了独特的学术思想及理论体系。

余致力于中医针灸之医、教、研五十余载，始终认为只有博览群书才能集众家之长，相信只有中西贯通才能让中华传统医学得到更大地提升；深悟中华传统医学之博大精深，孜孜不倦，不敢懈怠；深知中华医学之传承，需要有更多具有现代科学知识的优秀人才作为传承人，才能达到更大、更快地发展。

八桂大地人杰地灵，奇特的喀斯特地貌、享誉世界的名胜古迹、浓郁的民族风情，创造了光辉灿烂的八桂文化，使广西独具魅力。壮医学是中国传统医药学领域的一个历史悠久、特色鲜明的地域性民族医药学的分支，而作为壮医学重要组成部分的"壮医针刺学"的创立，不但佐证了《黄帝内经》所记载的"九针者，亦从南方来"的论断，而且填补了壮医的空白，充实和发展了中国针灸学，其理论、实践乃至临床方法理应得到进一步地推广和应用，让壮医针刺走出广西，造福于更广泛的人群。

相信作为壮族优秀儿女的林辰教授一定会坚守"医者仁心"之道，把壮医针刺发扬光大，为壮医针刺的发展添彩增辉。

欣以为序

石学敏

2014 年 11 月 2 日

注：石学敏是国医大师，中国工程院院士，世界著名中医针灸学专家，教授，博士生导师，国家有突出贡献专家，国务院特殊津贴专家，中国针灸学会副会长，天津针灸学会会长，中国针灸临床研究会副理事长，欧洲传统中医协会顾问，联邦德国巴伐利亚洲中国传统医学研究院第一副院长。

序 二

在我国古老的传统医药中，许多民族医药都有针刺疗法的内容，针刺治病可谓源远流长。

1976年秋，考古工作者在广西贵港市罗泊湾汉墓出土了3枚绞索状医用银针；1985年10月，在广西武鸣县马头乡元龙坡的西周末年古墓中又出土了2枚青铜针。经专家考证，这5枚古针均是古代医用浅刺针具。结合《黄帝内经·素问》异法方宜论篇关于"九针者，亦从南方来"的记载和论断，表明作为岭南原住民族的壮族先民是较早使用针刺疗法及制造金属针具的民族之一。

广西中医药大学壮医药学院林辰教授，多年来参与了壮医药的发掘整理工作，致力于壮医针刺疗法的研究总结和推广应用，成绩斐然。其新著的《中国壮医针刺学》是首部研究壮医针刺理论与临床应用的学术专著，对壮医针刺疗法的起源、形成以及有关的壮医基础理论做了条理清晰的阐述；对壮医针刺疗法的操作技术、穴位与取穴，以及壮医针刺疗法在内科、外科、妇科、儿科、皮肤科与五官科的临床应用方面，做了比较翔实的介绍。该书内容新颖、创新性强，其中不乏独到的见解和经验。可以说这是一部很有特色的壮医针刺学专著。

林辰教授长期从事中医、壮医的教学、临床科研及院校的行政管理工作，曾师从全国名老中医、壮医专家黄瑾明教授，其中医、壮医理论基础扎实，临床诊疗技能技术也非常熟练。作为首批广西卓越学者、广西名中医、广西五一劳动奖章获得者，林辰教授在繁忙的壮医药学院院长的工作岗位上，还能撰写数十万字的壮医针刺学专著，实乃难能可贵，其对民族医学发展的高度责任感、强烈的事业心和艰苦努力的奋斗精神，值得广大壮医药工作者学习和借鉴。

《中国壮医针刺学》是一部很有价值的医学著作，该书的出版可喜可贺！作为壮医药的传承者，我们有责任将壮医针刺疗法这份宝贵的民族医药文化遗产加以系统总结、深入研究和发扬光大，以造福人类。作为一位老民族医药工作者，我为此十分欣慰，谨此表示祝贺！

黄汉儒

2014 年 11 月 3 日

注：黄汉儒是著名壮医学者，壮医专家，壮医学科的奠基人和壮医理论的开拓者，全国名老中医，主任医师，教授，博士生导师，中国民族医药学会、中国民族医药协会副会长，广西民族医药协会名誉会长，第八届全国人大代表，享受国务院特殊津贴专家。

自　序

初识壮医，还是 20 世纪 80 年代在广西中医学院读大学的时候，而真正成为壮医，却是在 90 年代末。

我出生于南方一个古老的海上丝绸之路小城的书香之家，父母亲都是规矩的读书人。父亲是一所中学的校长，母亲是受孩子爱戴的小学老师。父亲管教很严，常告诫我立志必先立德，自古成大事者必有高尚的品格。我自幼随父母读书，从书中很早就接触到了中国历史，同时也从书中知道了孙思邈和《千金翼方》，知道了李时珍和《本草纲目》，当然也津津乐道于华佗刮骨疗毒的故事，立志长大后要成为华佗一样的大夫。这就是我与医学最早的结缘。

18 岁那年，我考进广西中医学院（广西中医药大学前身），除了专心致志学习中医药基础知识外，研读了医学发展史、医学伦理、古汉语及西医学理论。这些知识丰富了我的学识，蓄积了我继续攀登医学高峰的力量。

大学本科毕业后，我留校任教。在数年的一线临床工作中，我亲身感受到了病患者的痛苦，真正理解了"医者仁心"的含义。作为一名医生，没有高超的医术是无法解除患者疾苦的，除此之外，还必须想患者之所想，把患者当亲人才可能实施真正仁爱，这是医德的精髓。

在临床实践和教学工作中，我发现了自己的不足，于是求知若渴的我选择了攻读硕士研究生，继续学习深造，并有幸成为全国名老中医黄瑾明教授的弟子。1998 年，导师黄瑾明教授带着我，用了整整一年的时间遍访民间壮医，足迹踏遍广西的千山万水、城市乡村、壮乡边寨。白天的田间地头、夜晚的灶前灯下，我们与民间老医师倾心交流，收集了大量宝贵的第一手资料，对民间壮医各种各样的诊断方法和治病技法有了较深入、全面的了解，耳闻目睹，印象深刻。尤其壮医针刺疗效确切，独具特色，与中医方法截然不同，令我惊讶之余还有心灵的震撼！一年辛劳跋涉，使我对壮医尤其是壮医针刺产生了浓厚的兴趣和强烈的探究欲望！导师正是用这种方法领我走进了壮医的大门，我开始在壮医领域辛勤耕耘。

真正对壮医针刺的挖掘整理、研究始于 2004 年春。这一年，我参与组建成立了广西中医学院壮医药系，同年秋天，壮医药系更名为壮医药学院，正式招收中医专业壮医方向的本科学生。自此时开始，我被问得最多的问题就是壮医有什么特色、壮医和中医有什么不同、壮医学生和中医学生在专业能力上有什么不同，这些是一直以来最困扰我的问题。也正是这些问题，引我思索，催我奋进！带着这些问题，10 年来我在前行的道路上苦苦追索，潜心研究。而这 10 年，也正值国家非常重视民族医药事业的时期，在振兴民族医药发展方面出台了许多措施，为每一位民族医药工作者提供了广阔的天地和发展空间。我有幸生逢盛世，得到与壮医药事业共同成长的良机，得以见证和亲历壮医药事业的大发展。

2008 年，"壮医针刺的抢救性挖掘整理研究"获得了广西自然基金项目资助，由此开启了新一轮对壮医针刺的深度挖掘和系统整理研究。源自民间的壮医针刺，经过深入系统地研究提炼上升为理论，然后到临床中加以应用验证，通过临证观察、分析和总结、沉淀，再进行理论的丰富和发展，如此反复，不断地取得新的突破。

壮医针刺虽然在壮族地区一直存在，至今仍然为人所用，但由于无规范文字记载，一直停留在师徒授受、口耳相传的传承模式中。如何将壮医针刺理论化和系统化，如何准确地把一个完整的壮医针刺学术体系展示给现代人，如何在继承的基础上进行创新发展，从2006年春天至2014年夏天，经过反复临床实践、理论思考、验证研究，我点点滴滴积累，反反复复思考，一遍又一遍推敲，一次又一次修正，途中不时有同道敦促尽快出版，而我总感觉还需要继续完善，尽可能更多地接受时间与实践的洗礼，经过数百次易稿，终撰成《中国壮医针刺学》一书。

《中国壮医针刺学》介绍了壮医针刺的基本概念、发展过程、特色优势、穴位分布、穴位命名、取穴原则、用穴规律、针刺技法及其在临床各科的应用，在三气同步理论、"三道两路"学说等传统理论的基础上，首次将壮医针刺精微奥妙之术——以环为穴的独特取穴方法、"天圆地方"的用穴规律和配穴原则及可以搅动天、地、人三气效用的"8"字环针法，公之于众。

在《中国壮医针刺学》成书过程中，得到诸多亦师亦友的热情鼓励和大力支持。一直影响并激励我向前奔跑的是美国格鲁博大学东方医学博士、联合国和平基金会世界名医奖获得者、美国养生气功学会创会会长、美国脐针学会名誉会长、美国加州针灸中医师公会资深会员、美国冯宝兰针灸诊所冯宝兰博士和杜华资深老中医师，他们的言传身教给予了我在壮医针刺研究中奋进的动力！

特别要感谢的是美国加州祖传中医师、中医针灸医学博士Pindy Wong（王燕萍），她这些年来不辞劳苦，连续多次来桂与我一起研究寻找穴位、修正穴位、临床应用和临床验证。她对书稿的修改一丝不苟，对壮医针刺临床更是严肃认真，在临床验证研究中提出来许多问题，并进行一一验证，逐一解决，然后才准许上书。Pindy Wong博士严谨的治学态度和执着的敬业精神让我受益匪浅。

我的学生、桂林市中医院针灸科黎玉宣主治医师是位才女，从大学毕业至今，一直协助我进行壮医针刺的挖掘整理、临床应用、验证研究和穴位定位、绘图等工作。在穴位图的绘制过程中，不分严寒酷暑、白昼黑夜，有时为了考证一个穴位的位置，我们总是从临床到绘图、从绘图到民间，再从民间回到临床、到解剖，最后又回到绘图，反反复复修改，从初图到定型，历时5年，易稿数十次。

著名书画家、儿童教育家李钊老师也给予了我很大的帮助。

对于他们无私的帮助，我深深感动，在此，我由衷地感谢他们！

贤以弘德，术以辅仁。籍此书付梓之际，与各位热爱和关心壮医药的同行分享我这些年来理论研究和临床实践的心得体会，旨在抛砖引玉，引起广大读者对壮医针刺的关注，共同推动壮医针刺学发扬光大，真正造福人类，为百姓健康服务！

林辰

2014年深秋

目　　录

第一章　绪　论

壮医针刺学是以壮医理论为指导，研究穴位及针刺方法，探讨运用针刺防病治病规律的一门学科。它是壮医学的重要内容之一，也是我国医学的重要组成部分，是理论体系较完善、特色优势明显的一门学科，研究内容包括用穴规律、治疗大法、针刺方法、临床治疗、预防疾病等。

壮医针刺疗法具有适应证广、疗效明显、操作方便、经济安全等优点，数千年来深受广大壮族人民的欢迎和厚爱，为壮民族的健康繁衍做出了巨大的贡献。

壮医针刺疗法是历代壮族劳动人民在长期与疾病做斗争中创造和提炼的一种自然疗法。中医文献、史志记载及出土文物考证等表明，壮医针刺疗法历史源远流长，但由于缺乏文字记载，其具体起源的时间已难以稽考。

第一节　概　述

壮医学是具有悠久的历史、显著的民族特色和地域特点的民族医学，是壮族人民丰富的文化遗产之一，是祖国医学的重要组成部分。壮医针刺学是壮医学的重要内容之一。壮医针刺理论的形成，来源于对壮族人民生活经验、生产经验和医疗实践经验的概括和总结，以所积累的传统医疗实践为基础，在长期的发展中吸收了古代汉族医学的部分基础理论知识，形成了具有浓厚的地方特色和壮民族特色的壮医针刺理论体系。

壮族是我国人口最多的少数民族（据 2010 年全国人口普查数据显示，壮族人口总数近 1 700 万人），也是全世界人口超过千万的 60 多个民族之一，90% 以上的壮族人口聚居在广西壮族自治区境内。壮族人民在生产、生活以及同疾病做斗争的实践经验中，总结形成了具有鲜明的地域性、民族性和传统性的医药体系。壮医药萌芽于原始社会时期，在漫长的历史进程中形成了包括壮药内服、外洗、熏蒸、敷贴、佩药、药刮、角疗、灸法、挑针、毫针、陶针、星状针及其他金属针等数十种优势明显的内、外治疗方法，并以其独特的传承方式流传于民间，在我国民族传统医药中更是独树一帜。

考古业已证实，早在旧石器时代至新石器时代，就已有壮医药的萌芽。在许多广西出土的文物中，就有壮医药伴随壮族人民生活实践而产生的实物例证。如桂林甑皮岩出土的一些早期的石器工具、武鸣马头乡西周古墓出土的青铜针、贵港罗泊湾汉墓出土的壮族先民的医用针具，以及诸多壮族特产药物都证实了壮医药在历史上是客观存在的，而针刺疗法也是客观存在的。壮医针刺疗法至少已有 2 500 年的历史，但由于缺少规范的通行文字，壮族先民的许多发明创造包括许多医疗技法如壮医针刺疗法等，都只能靠世代口耳相传，或师徒授受，或父子相传的形式，将最简单、最有效、最易掌握的方法保留下来并加以传承。

在历史上，壮族没有本民族规范、统一的通行文字，但壮族人民的发明创造如文学、艺术、科技、医药的史迹等，客观上又要求需要有文字把它们记录下来，以便能代代相传。于是，随着壮汉文化交流的日益频繁，到了唐代，壮族一些地方的统治者开始借助汉字及其一些偏旁部首，创造了一种"土俗字"，即古壮字。据考证，在古壮字的兴盛时期，壮族人用土壮字来记账及写家谱、族谱、药方是很普遍的。因此，壮族先民的医药经验，有一部分可能是通过古壮字的记录保存下来的。不过从目前掌握的资料来看，壮医的用药经验、诊断方法、医疗技法等，主要还是靠师徒授受、口耳相传的方式传承至今；还有相当多的一部分，尤其是理论部分，则散见于历代汉文史籍，尤其是广西各地的地方史志或中医医典著作中。目前考究壮医针刺学发展的历史，主要从一些不完整的汉文史料的记载以及民间口碑传说中去挖掘整理，或从一些零散的记述中去领略壮医针刺疗法的历史原貌，或从一些中医医史文献中大致了解其粗略的历史发展线索。

从文物古迹来看，在广西宁明县境内，著名的壁画群——花山崖壁画就坐落在明江边的悬崖上。考古业已证实，花山崖壁画是战国至秦汉时代壮族先民的艺术杰作，不仅在国内岩画艺术中首屈一指，而且在世界岩画艺术中也堪称一绝。花山崖壁画是研究古代壮族社会生活的极有价值的史料。其蕴含的社会内容是多方面的，其中也包括壮医学（含壮医针刺）的内容。从花山崖壁画的画像来看，壮族先民至少在当时对人体的解剖结构有了一定的认识，并懂得通过舞蹈、气功等运动来祛病健身。有专家考证后认为，花山崖壁画的部分内容有可能是诊疗图，图中有施术者，有持器者，也有受术者。即从画面来看，花山崖壁画有可能为壮医针灸治病的治疗图，或至少包含这方面的内容。

据有关壮医药的记载，最早可追溯到春秋战国时代成书的中医药典籍《黄帝内经》。在《黄帝内经》之《素问·异法方宜论》就有记载："南方者，天地所长养，阳之盛处也。其地下，水土弱，雾露之所聚也。其民嗜酸而食胕，故其民皆致理而赤色，其病挛痹，其治宜微针。故九针者，亦从南方来。"这里的"南方"应当包括壮族地区在内。

迄今为止，在我国南方，只有在壮族聚居的广西武鸣县及贵港市有金属医针实物出土，其中武鸣县马头乡西周古墓出土的青铜针为我国迄今为止出土的年代最早的金属医针；贵港市罗泊湾汉墓出土的银针为汉代的金属针具，与《黄帝内经》的成书处于同一年代。故有专家经缜密地考证后认为，在广西武鸣县马头乡西周古墓出土的青铜浅刺针和在广西贵港市罗泊湾汉墓出土的银针，为《黄帝内经》"九针自南方来"的论断提供了实物例证。马头乡青铜针、贵港市银针也是壮族先民用于治疗一些疾病的针刺工具，例如对一些热病、中毒等，壮族先民即用放血疗法治疗。同时也说明了壮民族应是最早使用金属医疗针的民族。

《痧症针方图解》是壮医针刺较为完整的一部民间手抄本，为广西德保县已故的著名老壮医罗家安所著，书中明确以阴盛阳衰、阳盛阴衰、阴盛阳盛对各种痧症进行分类，并作为临床辨治的参考。

历代广西地方史志中，常见有关于壮医针刺疗法用于治疗疾病甚至是一些急危重症的记载。例如，民国时期的广西《宁明州志》、《恭城县志》中就有壮族人民运用针刺放血抢救中暑、昏迷等急症的记述。《宁明州志》记载："五六七月盛暑伏阴在内，乡村人又喜食冷粥，故肩挑劳苦之人，多于中途中喝而毙，俗谓之斑麻，又谓之发痧，以手擦病者自（白）膊及臂，使其毒血下注，旋以绳缚定，刺其十指出紫血，甚则刺胸刺腮刺舌，多有愈者。"《恭城县志》记载："役劳苦之人，一或不慎，辄生外感，轻则身骨疼痛，用刮摩之法，重则昏迷不知，非用瓷瓦针将十指刺出紫血，则命在旦夕，宜急不宜缓，急则生，缓则死，生死攸关，不可忽也。"

近 30 年来，在大规模的广西民族医药普查中收集到不少壮医药的民间手抄本，其内容绝大部分皆以针刺疗法治疗疾病为主，典型的有《痧症针方图解》、《童人仔灸疗图》、《此风三十六种》等。这些手抄虽然没有公开出版，但其在民间的流传对保存和普及壮医药知识，促进壮医针刺诊疗水平的提高，以及提高壮族人民的健康水平，是有积极作用的。

第二节　壮医针刺疗法的起源

壮族人民在长期同疾病做斗争的过程中形成和发展起来的民族传统医学，是壮族灿烂文化的重要组成部分。在整个壮族医学宝库中，壮医针刺疗法以其适应证广、用具简单、操作简便、疗效明显而世代流传，经久不衰。

壮族人民在与大自然的长期斗争中，通过反复地实践，并经过归纳整理，对某一种疾病或某一种疗法有了初步的认识之后，就会有意识地运用某一种方法来解除某一种病痛，而这种有意识的行为早已超越动物的本能，应视为最早的壮医治病经验。这种最早的治病经验，被认为就是壮医针刺治病理论初步形成的端倪。

一、文献、文物考证壮医针刺疗法的起源

先秦古籍所载的"南方"疆域包括广西地域在内，在《黄帝内经》之《素问·异法方宜论》中就明确提出了"故九针者，亦从南方来"这一历史的科学论断，明确地指出了九针的产生，即针刺疗法的发祥特别是微针疗法源于祖国的南方。诚然，《黄帝内经》所说的"南方"不一定就特指广西地域，但从地理位置及历史文献的综合考究，这个"南方"应当包括壮族地域在内。先秦时期，我国长江以南是越族人的聚居地，史有定论，壮族来源于我国古代的越族人，世居粤、桂、滇、黔，居地属于中国南方的一部分。《史记·五帝本纪》记载，舜命禹"南抚交趾"，说舜帝"南巡狩，崩于苍梧之野"，西晋嵇含的《南方草木状》是我国现存的年代最早的植物学专著、岭南植物志，书中所载大量地名在广西境内即为明证。这些都

可以佐证,壮医针刺疗法起源于原始时期南方壮族聚居地,在春秋战国时期就已盛行,随着汉壮文化交流而传播到中原地区,并在中原地区得到了较快的发展。由此可见,九针最早起源于南方,并由南往北传播,这与壮族先民的发明创造密不可分。

《医部全录》卷七说:"南方之气,浮长于外,故宜微针以刺其皮……微针者,其锋微细,浅刺之针也。"但"微针"形具如何,久已失传。所幸考古学资料的发现成全了后人之所愿。

1985年10月,广西壮族自治区考古工作者在壮族聚居地大明山脉周边的广西武鸣县马头乡,发现了一处西周时期的古墓群,该古墓群的年代系西周末年至春秋期间。在发掘过程中,考古学家在标为"101"号的墓穴中,发掘了2枚精致的青铜针(图1)。这2枚青铜针在出土时,针体的表面仍有光泽感,但其中1枚在出土时已残断。考古学家认为,从这2枚针的外表可以看出,针的铜质好、硬度高,针具的制作工艺精细,表面光滑,边缘整齐。针体通长2.7厘米,分针柄、针身两部分。针柄扁而薄,呈长方形,长2.2厘米,宽0.6厘米,厚0.1厘米。在针柄的一端有长仅0.5厘米、呈圆锥状的针身,其直径仅0.1厘米,针锋锐利。针身看上去像柚子树上的刺,估计是古人模仿天然植物刺铸造而成的。从青铜针的外形观察,作为浅刺医疗工具的可能性极大。因方形的针柄与短小锥形的针身差异较大,后无针孔,前无针钩,不能作拉拽、穿透、缝衣及布料或兽皮之用;又因其针身过小,针柄造型不利旋转,不可能作为钻磨装饰品的成形

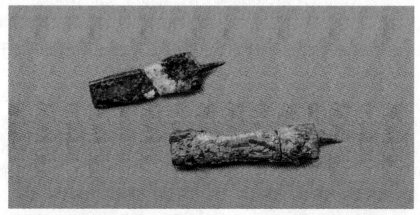

图1　1985年10月在广西武鸣县马头乡出土的西周时期的2枚青铜针

工具。而方形的针柄，极适用于施术者稳持针具，短小锐利的针身，正是为了达到浅刺皮肤又不重伤肌肉的目的。经过专家论证，该针是壮族先民作为医用浅刺针具使用的，这是迄今为止出土的年代最早的金属针具。

广西土著居民（包括秦以前的骆越人）有将死者生前常用之物随葬的习俗，由此推测，墓主人生前很可能是当地的行医者。据史料记载，中原文化大量传入岭南是从秦以后才开始的，而在秦以前，广西与中原联系较少，主要是在骆越人的势力范围。战国时期楚国势力逐渐南移，但也仅限于桂北、桂东一带。秦统一岭南后，由于大明山脉的阻隔，交通不便，武鸣地区直至清代仍然任用本民族的首领为土司，实行与汉族地区政治、经济制度不同的土司统治。武鸣县一带在秦以前属骆越人的领地，历代文献多有记载，如《旧唐书·地理志》记载："……水在县北，本样柯河，俗呼郁状江，即骆越水也。亦曰温水，古骆越地也。"经民族学家考证，骆越人是如今壮族人的祖先。在民族融合、分化、形成的过程中，大部分的古骆越人、西瓯人的后裔成为现在的壮族人。如今武鸣县马头乡附近的乡名，如板欧、板陶、绿洪、都炉、吉麻等仍保留着古骆越语的称谓，这些称谓唯用壮语才能解释，这就从语言学证实了古骆越人与现代壮族人在渊源上有继承的关系。在这批墓葬群中，出土了一种铸造模型——石范，这表明当时生活在广西地区的人们已能自制青铜器。若将马头乡出土的青铜针与以往各地出土的砭石及内蒙古发现的青铜砭针相比较，则会发现它们的造型及风格大不相同。这些都说明了马头乡出土的青铜针是壮族先民——骆越人在冶炼技术发展的基础上自己制造的，使用该针的族体当然也是土著民族——壮族。马头乡出土的青铜针是广西古代骆越人智慧的结晶，它的形成完全是当时人们和疾病做斗争的需要，是人们长期运用针刺疗法的产物。

在此之前的 1976 年 7 月，广西考古工作者在贵港市罗泊湾一号汉墓的随葬品中发现了 3 枚银针（图 2），其外部造型相似，针柄均为绞索状，针身均为直径 0.2 厘米的圆锥状，针锋锐利，3 枚银针长分别为 9.3 厘米、9.0 厘米、8.6 厘米，针柄顶端均有一圆形小孔。从外形观察，3 枚银针的造型与现代针灸用针极为相似，可以确认为医疗用针。这是迄今为止我国发现的年代最早的绞索状针柄的金属制针具。这种针柄对后世针具的针柄

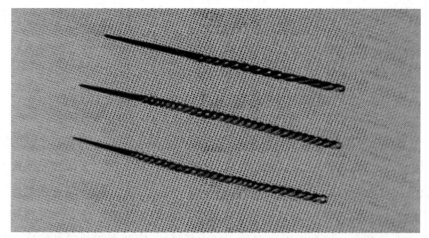

图2 1976年7月在广西贵港市罗泊湾一号汉墓出土的3枚银针

造型具有深远的影响，并一直沿用至今，在我国针具史上具有重要的意义。

壮族先民创制金属针具并不是承自他族，而是有着自己的渊源。在几乎遍及广西全境的新石器文化遗址中，发现了为数不少的制作精巧、适合于刺割的治疗工具。现略举数例如下：

石凿（凿状砭石），桂林甑皮岩新石器早期遗址出土。由石灰石磨制而成，很薄，长9.8厘米，宽1.6厘米，厚0.4厘米，下端有锋利的刃缘。

骨锥，桂林甑皮岩新石器早期遗址出土。由动物长骨磨制而成，一端磨光、磨尖，另一端保持扁平形的圆形锥顶，锥长8.2厘米，直径最粗0.4厘来，针锋锐利。

笋状骨针，桂林甑皮岩新石器早期遗址出土。由动物长骨磨制而成，全长8.2厘米，直径最粗0.6厘米，器身扁圆，两端尖锐锋利。

鳖甲刀，横县西津新石器早期遗址出土。由鳖甲磨制而成，长5.8厘米，宽5.4厘米，刃部极薄而锋利。

三棱石针（砭针），全州县卢家桥新石器中期遗址出土。由黑燧石磨制而成，通长7.5厘米，直径1厘米，通体光滑，中身部分圆身为柄。使用部分在两端，一端呈三棱形，锐利，形若锋针，供浅刺用，另一端呈圆柱形，略小于中身柄部，供按摩用，有中身为柄、两端为用的特点。

广西气候夏长而炎热，境内山岭连绵，荆棘丛生，壮族人皮肉破损后，极易感染化脓。而以上所列的广西壮族地区新石器时代发现的石刀、鳖甲刀等，形体小巧，锋部锐利，非常适用于刺血和排脓，广西的原始人类和土著居民曾将这些作为常备之物，并在生活、劳动中广泛使用。

二、地理环境对壮医针刺疗法起源的影响

医学的产生与发展与地理环境及气候特点的影响密不可分。不同的地域有不同的气候条件，这种外界条件影响人的体质，导致了疾病的地域性及治疗方法的地域性。如《黄帝内经》所载，治法之异，是由"地势使然也"。广西地处五岭之南，《岭南卫生方·原序》总结其气候特点为："岭南外号炎方，又濒海，气常燠而地多湿，与中州异。"广西属亚热带低纬区，长年受太阳强热辐射，又濒海，故气温高，雨水多，湿度大，加上广西土著居民自古有嗜酸食胕的习俗，而且渔猎活动是主要的谋生手段，故发病多与湿遏热伏有关，多患全身肌痛为主要症状的痹病。对于南方这类"地方病"，使用微针往往能获得较好的效果。正如唐代王冰所说："酸味收敛……湿气内满，热气内薄，故筋挛脉痹。微，细小也。细小之针，调脉衰盛也，故九针南人甚崇之。"

"瘴"这一古病名在广西的有关历史古籍中很常见，是壮医针刺疗法治疗的一大类疾病。据《后汉书·马援传》载"出征交趾，土多瘴气"，马援南征时，"军吏经瘴疫死者十四五"，说明岭南包括壮族地区瘴气危害之烈。瘴气的成因自古论者不一。南宋周去非的《岭外代答》较为详细地记述了壮族先民对瘴气的治疗方法及对瘴气病因病理的认识，该书记载："盖天气郁蒸，阳多宣泄，冬不闭藏，草木水泉皆禀恶气，人生其间，日受其毒，元气不固，发为瘴疾。""南人凡病皆谓之瘴。""瘴，两广唯桂林无之，自是而南皆瘴乡也。"《桂海虞衡志》曰："瘴者，山岚水毒，与草莽沴气，郁勃蒸熏之所为也。"嘉靖年间的《广西通志》认为瘴与水泛酷暑有关，该书记载："故春更多雨，江常泛涨，六七月之交，炎暑酷甚，积雨蒸郁，瘴气间作。"清人赵翼在所著的《檐曝杂记》认为瘴与广西森林茂密有关，该书记载："昔时城外满山皆树，故浓烟阴雾，凝聚不散，今人烟日多，伐薪已至三十里外，是以瘴气尽散。"总之，广西炎热多雨，有利于动植物大量繁殖生长，古代人烟稀少，山多林密，落叶、死兽腐败

后，有利于病菌生长繁殖，若经雨水冲入溪间，则污染水源，特别是在洪水泛滥之后，极易引起瘴疫流行。瘴疫对人体生命构成了巨大的威胁，壮族先民能在瘴疫之地生存下来，发展成为现在我国人口最多的一个少数民族，说明针刺疗法对民族保健起了重要的作用。

隋代巢元方的《诸病源候论》曰："夫岭南青草黄芒瘴，犹如岭北伤寒也……今得瘴毒……瘴气在皮肤之间，故病者有头痛、恶寒、腰背强直，若寒气在表，发汗及针，必愈。"《岭外代答》记载："南人热瘴发一二日，以针刺其上下唇，其法卷唇之里，刺其正中，以手捻去唇血，又以楮叶擦舌，又令病人并足而立，刺两足后腕横纹中青脉，血出如注，乃以青蒿和水服之，应手而愈。"《古今医统大全》记载："若夫热瘴乃是盛夏初秋……其热昼夜不止，稍迟二三日不治，则血凝而不可救矣，南方谓之中箭，亦谓之中草子。然桃草子之法乃以针刺头额及上下唇，仍以楮叶擦舌，皆令出血，徐以草药解其内热，应手而愈，安得谓之久而死耶？"古籍认为瘴与痧同为一病，如《赤雅》曰："又中瘴失语，俗呼为中草子。"《痧症全书》认为"江浙则为痧，闽广则为瘴气"。若痧、瘴同为一病，那么治法则相同。对于常见痧症，挑刮是常用之法，如《痧胀玉衡》中提出刮、放（浅刺）、药，是疗痧（瘴）三大法，并说："血肉痧，看青紫筋刺之，则痧毒有所泄。"东晋葛洪的《肘后备急方》记载："比见岭南人初有此者（指初患卒中、沙虱毒之症），即以茅叶刮去，及小伤皮则为佳……已深者，针挑取虫子……若挑得便就上灸三四壮，则虫死病除。"这是岭南人挑治卒中、沙虱毒的方法。目前这种方法仍在广西壮族地区广为流传和应用。可见壮族聚居地特殊的地理气候环境产生的特殊疾病，应用针刺疗法对地方病治疗往往可获得较好的疗效，这是壮医针刺疗法产生与发展的重要因素。

瓷针是壮医迄今仍在使用的治疗针具。《本草纲目》认为："今人又以瓷针刺病，亦砭之遗意也。"瓷针既为砭之遗意，那么它的发展线索则是由旧石器时代的石片、石刀过渡到新石器时代的砭石，随着瓷器的出现，瓷针代替了砭石。考古资料证明，西汉晚期广西已出现青瓷器，并在三国两晋南北朝时期得到迅速发展。由此推测，壮族先民使用瓷针至少有近2 000年的历史。由植物刺向金属针具发展，是微针型针具发展的主要线索。西周末年使用的青铜浅刺针，针身短小，外形酷似柚子刺，反映了它由仿生制作而成。由于地理位置及气候的原因，在广西境内各种各样的植物刺很常见，可顺手拈来，为壮族先民的浅刺实践提供了基础及便利条件。经过石器时代漫长的实践过程，壮族先民积累了丰富的针刺经验，金属缝衣针出现后，鉴于其具备微针的特点，加上取材方便，同时基于壮族地区对针具的迫切需要，很快就被引入针刺领域，并被广泛传播和使用。

第三节　壮医针刺疗法的发展

壮医针刺疗法经验的积累和发展，主要表现在针刺由民间零散使用走向专人操作，这对促进壮医针刺疗法水平的提高和治疗范围的扩大有着重要的意义。宋代已有壮医（俚医）的记载。如苏颂的《本草图经》甘蔗根有"今出二广、闽中"，"俚医以治时疾"的记载，说明历史上壮医确实是存在的。西周末年，广西武鸣县一带的骆越人已用青铜针陪葬，说明该针为墓主生前常用之物。据发掘情况来看，广西武鸣县马头乡墓葬群有300多座，唯该墓发现此针，且随葬形式与其他墓葬相比颇为奇特，除2枚精致的青铜针外，只有少量的破陶片，由此推测，墓主生前是一位受人尊敬的部族针刺医生。广西贵港市罗泊湾出土银针的墓主应是当地的骆越人首领，银针可能是他生前的治病用具，作为南越王国的诸侯，治病必然不用自己动手，既然有专用针具，估计会有专门的施针人即西汉早期的保健医生，这印证了骆越针刺医生在西周末年就已出现的可能性。

一、社会进步促进壮医针刺疗法的发展

从出土的西汉贵港银针与西周武鸣青铜针相比较，针具的形状有了较大的改进。西汉贵港银针针柄很长，且呈绞索状，这种针具更便于临床操作及推广应用。如需在人体隐深部位的咽喉等部位浅刺，绞索状针柄便于捻转，控制放血量。从针具的用途推测，在西汉初期，壮医浅刺治疗不仅浅刺体表皮肤，而且摸索出一些隐深部位浅刺的经验。宋元以后特别是改土归流之后，经过汉族文人的整理，壮族民间一些疗效独特的治疗经验开始载入史册，逐渐为人们所重视，隐深部位的浅刺急救治瘴法就是其中的

一例。如宋代广西地方志《桂海虞衡志》记载了"挑草子"疗法的详细情况："草子，即寒热时疫。南中吏卒小民不问源病，但头痛体不佳便谓之草子。不服药，使人以小锥刺唇及舌尖，出血，谓之挑草子。"《岭外代答》、《岭南卫生方》都详细记载了"挑草子"治瘴的急救经验。如今，壮医仍用此法进行急救。西汉银针及宋代史载均反映了壮医浅刺疗法隐深部位针刺法的发展、成熟过程。

据葛洪《肘后方》记载，至少在晋代，壮族先民就将针刺疗法用于治疗岭南的一些特殊的地方病种。沙虱虫形体细小，针挑需要精细的针具及高超的技术，根据广西出土的刺针分析，金属微针是可以达到这种针挑要求的。这一记载反映了古越人治疗疾病范围的扩大及地方特色。至今，壮族地区的针刺疗法与中医的针刺疗法相比，治疗病种的广泛程度是一致的。壮医针刺疗法基本上发挥了中医针刺疗法的作用。目前针刺疗法作为一种主要的治疗手段，仍在广西壮族民间广为采用，尤其是壮族聚居的村寨，一般都有善于针刺疗法的民间壮医。此外，一般群众特别是妇女更是精于针刺技法，平时出门常随身携带针具，姑娘婚嫁亦以针具陪嫁，以备不时之需。

壮医针刺疗法治病，选用的针具不论是植物刺、动物刺还是缝衣针，均具有"其锋微细"的特点，很少使用针头粗大的三棱针，即便是使用瓷针浅刺，也多轻割浅划，避免伤口大出血多。壮医认为一些针能起到特定药疗的作用，如瓷片能祛风，穿破石刺能清热，柚子树刺能除秽等。

二、民俗文化促进针刺实践的发展

文身是一种原始宗教崇拜或其他心理追求的表现形式，是社会生产力发展到一定阶段的产物。古越人有文身的习俗，《战国策·赵策》记载："被发文身，错臂左衽，瓯越之民也。"《汉书·地理志》记载："今之苍梧、郁林、合浦、交趾、九真、日南、南海，皆粤也。其文身断发，以避蛟龙之害。"苍梧、郁林、合浦皆在广西境内，古为越、西瓯、骆越人的领地，可见文身习俗在壮族先民中确实存在。一些民族学家认为，断发文身是古代越族人的唯一特征。古越人这一异于其他民族的奇特现象，与其生活环境、生产方式是分不开的。如今，壮族人仍有在手腕上纹刻图案的习俗。文身这种社会现象的出现晚于医药，但文身是一项全民性的宗教活动，其范围之广、效力之大是难以估量的，在生产力极不发达的当时，它会激励整个民族去追求、去探索、去实践。整个民族针刺实践经验的总结，是少数医家的针刺活动不可比拟的。因此，文身习俗在客观上促进了针刺治疗实践经验的积累，这是壮医针刺疗法在壮族地区迅速发展并广泛普及的一个重要原因。

三、政权更替对壮医针刺疗法发展的影响

壮医针刺疗法虽然曾在历史上书写了灿烂的篇章，但由于区域的局限，其理论与吸收各民族医药之长的中医相比，还较落后。这一实践与理论发展的不平衡，是有其深刻的社会历史原因的。

（一）越人政权促进针刺疗法发展

越人政权对针刺疗法发展的促进作用，从广西微针的出土可得到旁证。

西周末年，广西处于原始社会末期，根据广西武鸣县马头乡西周至战国墓群发掘出的兵器情况分析，当时已经有部族之间的战争。部族生存的需要促使越族政权必须重视医疗活动，为了种族的繁衍，越族各部落必须使用一切医疗手段。由于秦统一岭南之前广西属荒芜之地，中原人进入广西的人数是很少的，中原地区的医药更是无法传入广西越人各部落，从当时广西社会生产力发展的情况来看，针刺疗法是主要的治病手段，故备受越人政权的重视，在此背景下，制作了适合于针刺要求的青铜针，并使其能保存下来。金属针具的出现是广西壮族针刺史上的一次重大转折，促进了针刺疗法专人化的操作，促使了掌握针刺经验的部族医生的产生。

从秦瓯战争广西西瓯人对秦兵的顽强抗击情况看，秦统一岭南之前，广西越人的医疗经验已达到一定的水平。《淮南子·人间训》说秦29年（公元前218年），秦始皇派遣尉屠睢发兵50万，分五路用兵岭南，向广西兴安县越城岭进逼的一路秦军，遭到广西西瓯人的强烈抵抗，使秦军"三年

不解甲弛弩”，"杀尉屠睢，伏尸流血数十万"。西瓯部落有如此强大的作战能力，若无一定的保健治疗手段是难以实现的。

（二）羁縻政策和土司制度保存了壮医针刺的特色

近两千年来，中央封建王朝对广西先实行羁縻政策，后实行土司制度，对壮族社会发展产生了重大的影响，同时也使针刺疗法得以保留，并发展成为现在具有民族特色及地域特点的外治疗法。羁縻政策始于汉代，至唐宋一直沿用。宋以后羁縻制发展为土司制。土司制这一政治制度在广西壮族地区延续了近千年。羁縻政策的实行，保存了瓯越人原有的社会状态，在一定程度上限制了汉族文化在瓯越族地区的传播。而在土司制度下，土司世袭，其权力之大犹如"土皇帝"，正如恩城州治（今大新县）的赵世绪摩崖刻文和《白山土司志·诏令》所述"地方水土，一并归附"，"尺寸土地，悉属官基"，"生杀予夺，尽出其酋"。人民没有人身自由，更无识字、受教育的机会，由于文化程度的限制，无法阅读中医书籍，且各土司之间各自为政，很少互相来往，汉人更难进来，故汉族医疗技术难以传入壮族地区。汉族治疗方法的传播受到限制，迫使壮族地区必须重视原有的医术，并作为主要武器与疾病做斗争，使壮医针刺疗法这一具有悠久历史的传统治疗方法作为主要的治病手段仍然得以施用。关于这方面的内容，宋代以后的地方志多有记载，现不赘述。在羁縻政策的影响下，针刺疗法在壮族地区的发展有三个特点。

1. 治疗范围广

由于针刺疗法简便、价廉，适合在经济不发达的地区发展，长期以来深受壮族地区人民的喜爱，并以之作为主要的治病方法使用。大量实践经验使得它自成一体，治病范围愈来愈广。

2. 使用地域性大

在羁縻制度下，各土司之间来往较少，人民被繁重的劳役、地租紧紧地束缚在土地之上。各州、县之间来往少，加上千百年来针刺治疗主要以口耳相传的形式传授，故各地的经验各具特点。

3. 针具多样化

自南越王国覆灭之后，广西地区瓯越人再也没有建立少数民族政权，失去了制作统一针具的条件。在奴隶制与封建领主制的统治下，奴隶及人民生活贫困，更无法获得价值昂贵的金属针具，且在壮族地区针刺疗法很常用，故只能沿袭古老的以他物代针的方法。久而久之，壮族先民对这些代用品的药疗作用有所认识，逐渐从心理上接受，故时至今日，瓷针、动植物针仍是壮医师喜用的针具。

壮医针刺疗法产生于广西地区，是在古代广西境内的西瓯、骆越等民族的针刺经验积累的基础上发展而成的。广西地区广泛存在的新石器时代磨制精巧的砭石、骨针，是壮医针刺疗法首先产生于广西壮族地区的最好说明。这些砭石、骨针是随着针刺经验的积累而发展起来的，没有旧石器的针刺实践，也就没有新石器时代砭石、骨针的出现。

从砭石、骨针、陶针、青铜针到银针的发展规律，非常符合人类文明发展史。壮医针刺疗法的发展历史进程，与中医针灸的发展过程相类似，两者渊源深远，同根同源，但在历史发展的过程中，由于壮、汉在人文、地理和社会发展的不同，而沿着各自不同的方向发展。

第二章 壮医针刺基础

壮医针刺理论最重要的核心内涵是天、地、人三气同步理论。壮医认为，整个人体可分为上、中、下三部，上部为天，下部为地，中部为人。在生理上，天气在上，主降，其气以降为顺；地气居下，其气以升为顺；人气居中，其气主和，纳天地之气而和。人体的天、地、人三部与自然界（天、地）同步运行，制约化生，生生不息；升降适宜，中和涵养，则气血调和，阴阳平衡，脏腑自安，并能适应大自然的变化，是为人体健康的常态；反之，若天气不降，地气不升，人气不和，天、地、人三气不能同步运行，则为病理状态，可致百病。人必须与天地自然的变化规律保持一致，这是天、地、人三气同步所强调的。壮医针刺所选用的环穴及其他穴位、针刺施术的手法等，均离不开天、地、人三气同步的理论指导。

第一节　壮医针刺的基本特点

壮医针刺基本特点为人与自然和谐统一的生命观、三气同步运行的自然观、"天圆地方"的取穴特点、独具特色的穴位特点、针刺手法特点。

一、壮医针刺的生命观

壮医针刺的生命观是人与自然和谐统一。

壮医针刺学非常重视人与自然的关系，认为人与自然是一个和谐统一的有机整体，疾病的发生和转归都随着自然和时间的变化而变化。壮医针刺学认为，人是一个有活着的生命状态的有机整体，是由脏腑、气血、骨肉和"三道两路"等组织构成的。脏腑、气血、骨肉是构成人体生命的主要物质基础，参与生命有机整体的秩序，同时又受到整体秩序的影响。整体与主要物质基础之间通过"三道两路"和三气同步及气血的运行进行自我调节，从而再次形成体内新的秩序。而机体的整体秩序的调节，则是依赖于人体的气血通过"三道两路"和三气同步的正常运行来实现的。气血不但对稳定身体的内部环境起着重要的作用，而且在机体与外部交流信息的环节中也发挥着不可缺少的重要作用。

壮医认为，人作为一个有活着的生命状态的有机整体，与自然环境之间有着千丝万缕、相互依存、相互制约、相互影响、相互作用的关系。这一关系，正是构成壮医医学生命观的基本因素之一。

二、壮医针刺的自然观

壮医针刺的自然观是天、地、人三气同步。

壮医针刺学认为，人体是一个有机的整体，这个整体可分为上、中、下三部，上部为天，下部为地，中部为人；天、地、人三气是同步运行的，即地之气主升，天之气主降，人之气主和。人体的结构与功能、先天之气与后天之气共同形成了人体的适应力、防卫力与自愈力，从而维持并达到天、地、人三气同步的健康境界。

同时，人体又是一个小天地，是一个有限的小宇宙单元。壮医认为，在人体的每一部分都缩影着天、地、人的整体信息；身体的任何一个部分以及内部各个要素之间都有其固有的运行规律；人与自然之间也是个和谐的有机整体，这一有机整体如果出现不顺和、不协调，反过来也会影响人体局部的运行状态。一方面，如果人逆悖天地自然，即三气不能同步运行，会直接导致人体的脏腑、骨肉、气血及"三道两路"的功能低下，从而削弱自愈系统的力量，就会产生各种各样的疾病；另一方面，天、地自然环境的变化也可直接或者间接影响人体脏腑、骨肉、气血及"三道两路"的功能，削弱自愈系统的力量，使三气不能同步运行，机体就会相应地产生各种各样的病痛。

壮医三气同步理论的核心主要体现在一个"动"字，即天在动，地在动，人也在动。天、地、人都处在一个无限而有序的变化之中，故人必须处在一种恒动的状态中，通过动来适应天地的变化，即适应大自然的变化，保持与自然相一致，通过恒动达到恒衡，以保证天、地、人三气同步运行，气血调和，阴阳平衡的健康常态。这个健康的生理状态是由天、地、人三者协调、和顺运行的结果，即三气同步；而疾病则是由于天、地、人三者相互不协调、不一致，导致三气不能同步运行的结果。壮医针刺就是通过针刺人体"三道两路"广泛分布于天、地、人三部体表网络的结点、穴位点或特定部位，以调节三气正常的同步运行，激活身体的自然自愈力，从而实现祛除疾病、维护健康的目的。也就是说，通过针刺刺激"三道两路"位于体表网络的结点、穴位或反应点，调动机体内部天、地、人三部的力量，这种调动是针对疾病的状态，有目的地给予机体天、地、人三部的调节机制以援助，使机体的天、地、人三部的内在自愈系统充分发挥作用，通过动达到衡，从而保证天、地、人三气同步，气血调和，促使疾病转归，维护身体健康。

三、壮医针刺取穴的基本特点

壮医针刺取穴与中医针刺循经取穴有所不同，其基本特点是以环为穴、以应为穴、以痛为穴、以灶为穴、以边为穴、以间为穴和以验为穴。

壮族是我国少数民族中使用针法最早的民族之一，从文献记载来看，壮医针法已有几千年的历史。壮医起初在使用针刺疗法时，基本上是在疼痛或患病的部位来进行针刺术，或以针刺入肌肤，或以针挑破表皮，来达到治疗的目的。随着大量实践经验的积累和反复地临床验证，壮医们发现大多数的疾病都可以在疼痛部位或患病部位进行局部针刺术治疗，且疗效甚佳，于是慢慢形成了以疼痛部位或患病部位为针刺穴位的治疗原则。在代代相传的过程中，经过不断地认识、总结、提炼，其精华部分得以流传至今，并得到了发展。在壮医天、地、人三气同步理论和"三道两路"理论的指导下，以环为穴、以应为穴、以痛为穴、以灶为穴、以边为穴、以间为穴、以验为穴的取穴原则和取穴方法，成为壮医针刺疗法的取穴大法，也是壮医针刺取穴的基本特点。

四、壮医针刺穴位的基本特点

壮医针刺理论认为，疾病的发生和转归都可以随着自然和时间的变化而变化，并创造性地提出了以天干、地支命名穴位的方法，具有时、空、量的基本特点。

壮医针刺穴位以天干、地支的命名方法，即以时间、方位对穴位进行命名，依据"天圆地方"的用穴规律和配穴原则，以能量 60 年轮回与天、地、人及宇宙万物密切相关联，充分体现了壮医针刺穴位的时间和空间的特点；壮医针刺以环为穴、以应为穴、以痛为穴、以边为穴、以间为穴、以验为穴的取穴方法，所能选取的穴位数量众多，功效广泛，全身有数百个穴位，体现了壮医针刺穴位的量的特点。

壮医认为，穴位是人体"三道两路"运行气血的出入之处，是脏腑、气血、骨肉的外延，是天、地、人三部运行气血的重要通道。

壮医针刺的穴位是整个人体中气血最集中之处，气血运行、循环、出入于穴位之中以渗灌濡养脏腑、骨肉，联络体表、肢体、关节。穴位是人体生命活动的体现，其核心功能是脏腑、骨肉、气血等生命物质基础的壮气游行出入于体表的反应点。"巧坞"（大脑）的神机变化为穴位所承载，与自然环境之间有密切的关联，穴位中的神机变化与调节是壮医针刺治疗的关键所在。壮医针刺以环为穴、以应为穴、以痛为穴、以边为穴、以间为穴、以验为穴的取穴方法，是经过历代壮医的实践经验积累和提炼而形成的，所取的穴位是脏腑、骨肉、气血于体表上的重要反应点。

五、壮医针刺手法的基本特点

壮医针刺手法的基本特点是针刺深浅以天、地、人三部为法则，针法以轻手法、中手法、重手法三种基本手法为特点。

壮医不仅在整体上注重天、地、人三气同步运行，而且在针刺手法上也非常强调天、地、人三部针法则。这个三部针法则是以针入穴位的深浅来确定的。针入皮肤后即停留在浅层，此为天部，多为急病、轻病或亚健康时使用；当针深入至骨部或骨膜部位时再稍往外提出即停留的，是为地部，主治危重病、久病等；而人部，则介于天部和地部之间，针刺可进出的跨度比较大，灵活多变，主治病症也比较广泛，是临床常用的针刺手法之一。

壮医针刺的轻、中、重手法，一般来说就是轻病用轻手法，重病施以重手法；病急投快针，病缓留针；外感挑刺，内病针刺；瘀病叩刺，重病刺血。轻手法包括浅刺或挑刺手法；中手法包括直刺术，即一般的针刺手法；重手法包括动刺术、多针术、复针术、半刺术和刺血术。

第二节　壮医针刺疗法的特色和优势

壮医针刺疗法在数千年的发展进程中，经历壮族社会更替、生产力的发展和社会进步，经过历代壮医医家的经验积累和人文历史的沉淀，形成了非常鲜明的针刺特色，优势明显。

一、壮医针刺疗法的特色

壮医针刺疗法的特色既是壮医针刺与中医针刺的区别所在，也体现了壮医针刺疗法与药物疗法的重大差异，还彰显了壮医针刺与现代一些物理疗法在治疗上的本质区别。壮医针刺疗法的特色是基于壮医理论指导特色，源于临床应用的实践特色和师徒授受、父子相传的传承特色及其优势在诊疗过程中的展现，是广大壮医将长期的实践经验总结和师徒授受传承创新的结果。壮医针刺的特色与针刺的疗效有着非常密切的关系。

壮医针刺疗法的特色，具体的表现主要有五个方面。

（1）核心理论的特色：以三气同步理论、"三道两路"学说、气血均衡理论、"天圆地方"学说和"8"字环针法为核心的理论特色。

（2）取穴方法独具特色：以环为穴、以应为穴、以痛为穴、以灶为穴、以边为穴、以间为穴、以验为穴的取穴原则和取穴方法特色明显。

（3）治病机制彰显绿色特色：对体外穴位点的刺激，通过调节龙路、火路传导以激活和增强人体的自然自愈力，从而达到防病治病目的的特色效应。

（4）诊断特色：以辨病为主、辨证相结合为主要内容的临床诊断特色。

（5）治疗方法特色明显：依据"天圆地方"的用穴规律及配穴原则，使用"8"字环针法，由规范的治疗工具和独具特色的针术所构成的技术特色。

由于壮医针刺疗法的特色非常明显，所收到的临床疗效也非常显著。

二、壮医针刺疗法的优势

壮医针刺具有简单、便捷、灵活、见效快、疗效显著、价廉等特点和优势，具体表现在五个方面。

1. 选穴方法简单、便捷、灵活

壮医针刺的选穴有规律可循、简易且便捷、快速而灵活。选穴的方法与规律是依据以环为穴、以应为穴、以痛为穴、以灶为穴、以边为穴、以间为穴、以验为穴的取穴原则和取穴方法。穴位虽然比较多，但有一定的规律可循，注重实用性和实效性，取穴就会变得灵活、安全、方便，而且易于掌握。

壮医认为，人体穴位的分布，大部分都在体表的标志上，故可以依据体表的一些明显标志来确定穴位，如各部的明显突起或凹陷部位、五官轮廓、发际、肚脐、关节、皮肤纹路等；也可以以体表解剖标志为关键，并结合骨度分寸进行折量，将相邻穴位进行对比和定位取穴；也可以围绕这些特有的标志、组织或器官的部位一周，以时钟的时刻位置为穴位点取穴；也可以分别以边为穴、以间为穴来定位取穴，即在肌肉边、肌腱边、骨边以及两肌肉之间、两肌腱之间、两骨之间取穴。这些取穴方法和取穴规律不仅简单易取，易于掌握，而且定位准确，不易出错。

壮医针刺在临床上的取穴方法非常灵活，在"天圆地方"学说的指导下，常以揣穴、摸穴方法取穴，基本不需要量穴。但也不是随意的，而是有一定的规律可循，一般多在皮、脉、肉、筋、骨的缝隙和边缘处，或依据体表的标志来取穴，或根据以边为穴和以间为穴来取穴。

2. 针刺手法简单易懂、实操性强

壮医针刺的操作手法简单、便捷、易于掌握和临床推广应用。壮医针刺的基本手法有轻手法、中手法、重手法三种。轻手法包括浅刺和挑刺手法，中手法包括直刺术，重手法包括动刺术、多针术、复针术、半刺术、刺血术。其基本特点，一般来说是轻病轻手法，重病重手法；病急快针，病缓留针；外感挑刺，内病针刺；瘀病叩刺，重病刺血。临床上可根据病情变化灵活运用。壮医针刺的操作方法比中医针灸的方法简单，没有繁杂的手法限制，更容易学习、操作、掌握和推广应用。

3. 疗效显著、起效快

壮医针刺的临床疗效优势非常明显，主要包括三个方面：一是适应证范围广、起效迅速而快捷；二是疗效显著且治愈后不反弹；三是疗效互补的强强联合优势。壮医针刺不仅不影响其他疗法和药物治疗的疗效，而且还能互相渗透、相互促进，能更有效地提高临床治疗效果。

4. 安全、无毒副作用

壮医针刺不仅无毒、无污染，极少发生不良反应，而且没有药物带来的毒副作用。壮医针刺是通过针刺作用于体表的穴位或特定部位，通过"三道两路"的传导和"巧坞"（大脑）之神的应变，激活和增强了机体的自然自愈力，使机体的内在自愈系统充分发挥作用，促使疾病转归，是一种绿色的自然疗法，安全可靠，优势明显。

5. 治疗成本及费用低廉

壮医针刺的经济损耗低，成本及费用相对低廉，能有效地降低医疗成本，从根本上解决广大人民群众看病贵、看病难的实际问题，切实减轻人民群众就医费用的负担，符合社会发展和大众需要。

壮医针刺的特色和优势十分明显，为广大人民群众提供了一种安全、有效、方便而又价廉的医疗卫生服务。

第三节　壮医针刺的治疗机理和特征

一、壮医针刺的治疗机理

壮医针刺的治疗机理是通过针刺作用于体表的穴位或特定部位，通过"三道两路"的传导，以激活身体的自然自愈力，使天、地、人三气归于同步。也就是说，通过针刺的穴位刺激，调动机体内部的力量，这种调动是针对疾病的状态而有目的地协助机体激活自愈力，使机体的内在自愈系统充分发挥作用，促使疾病转归。

壮医认为，人与天、地需同步，人不得逆悖天与地，此即三气同步；就人体内部而言，其上、中、下三部即天、人、地三部需保持协调平衡，人体才能健康无病，即三气同步。人与自然和谐，人体三部和谐，人体就会健康无病。疾病的产生主要是由于痧、瘴、蛊、毒、风、湿侵犯人体，导致人体"三道两路"受阻，使三气不能同步而导致人体气血平衡关系失调所致，其发病的关键就是气血平衡关系遭到破坏。故壮医又有"疾患并非无中生，乃系气血不均衡"之说。脏腑、气血、骨肉是构成人体的主要物质基础。血是营养全身极为重要的物质，得天地之气而化生，赖天地之气以运行。气为阳，血为阴；气是动力，是功能，是人体生命活动动力的表现；人体生命以气为源，以气为要，以气为用。壮医的三气同步理论主要是通过人体内的谷道、水道和气道及其相关的枢纽——脏腑的制化协调作用来实现的。人体的气血与脏腑有着非常密切的关系。"三道两路"是人体气血运行的通道，它们内属脏腑，外络支节，贯通上下左右，将内部的脏腑同外部的各种组织及器官联结成为一个有机的整体，使人体各部的气血保持相对的平衡，保证身体各部的功能得以正常运行，使人体处于健康状态。但如果这种平衡关系受到破坏，就会产生各种疾病。壮医针刺之所以能够治病，就是针刺的体表穴位刺激通过火路传导，激活人体的自然自愈力，调整气血恢复平衡，使人体各部恢复正常的功能，使三气复归同步，促使疾病转归和人体正气康复。

从生物信息学和医学信息学的研究路径来看，壮医针刺的作用机制与信息增强规律有非常密切的联系。从表面上看，壮医针刺对人体的刺激量很小，输入的能量似乎也微不足道：刺激局部及产生的信息量不大，主要是提供人体组织细胞机械能部分。但实际上，针刺的穴位刺激所产生的信息度非常强，传感也非常敏捷。针刺刺激体表穴位所产生的能量信息被机体的组织细胞吸收后，能迅速通过火路传导（壮医称火路为信息通道），传至"巧坞"（大脑），"巧坞"（大脑）则经过快速处理后做出反应，增强信息强度，并随即将处理意见反馈给人体的天、地、人三部，三部同步则立即快速运行"三道两路"功能，使机体的气血超强运行，显现出气血的超强功能，发挥自身整体调节功能的信息。这是一种生物生命信息，含有丰富的信息内容，包括复杂的生物电、基因组学、蛋白质组学等。经过上述一系列的信息传导、处置，人体的气血运行得以正常，三气归于同步运行，人体各方面功能正常，从而达到防病治病的目的。从针刺的效应来看，健康者可以发挥自身调节功能而保持火路传导、三气同步的稳定状态；而患者机体的自身调节功能强度降低，即"三道两路"的运行、传导功能降低，导致气血运行不畅，各种功能受阻，这时"火路"所发挥的自身整体调节功能的信息是潜在的。当针刺刺激所产生的能量被吸收和处理后，传导功能的信息强度增强，通过机体局部组织所产生的酸、胀、痛、麻等感应，再转化成一种现实的信息，经过火路传导、"巧坞"（大脑）处置、三气同步、"三道两路"功能快速运行，使机体的气血得以均衡，脏腑功能得以恢复正常运行，机体的自然自愈力得到激活和增强，促使病情向痊愈方向转归，从而达到治病的目的。

二、壮医针刺的特征

壮医针刺学认为，人的身体不是一个简单的由脏器构成的肉体，而是一个有精神的、具有独立性的主体，是与天地自然相一致的有机体。壮医针刺诊治重视调节患者的身心状态，因此壮医针刺的治疗过程主要是通过针刺来减轻患者身体的不适症状，并恢复机体的正常感觉，从而使人体重新回到身心协调的状态。壮医针刺对病患者的穴位进行刺激，通过"三道两路"传导，最终以"巧坞"（大脑）为中心的整个机体的庞大系统统一、快速地运转，全身心参与、内外一致地消除机体内的各种毒邪，激发并增强人体的自愈力和人体自身的修复能力，从而帮助人体战胜疾病，使人体内的紧张环境恢复平静，帮助人体达到内外一致、和谐统一的境界，从根本上彻底消除毒邪，使气血归于均衡，从而达到治病求本、固本培元的目的。

壮医针刺治疗的真谛在于治"神"，针刺虽然只是作用在人体的体表穴位上，但由此刺激所产生的能量信息能迅速通过火路传导至"巧坞"（大脑），使"巧坞"（大脑）之神能够做出快速反应。壮医针刺治"神"有两层含义：一是医者必须精神专注，人神合一，才能洞悉病情的变化，精注神往随针而入，令气到病所；二是针刺时必须调动患者之神，即通过医患互动、配合，患者的精神和动作随医者的引导而动，随着针刺的进入和"8"字环针法的相继作用，患者的壮气得到了鼓动，身体的自然自愈力被激活，巧通火路，妙传至"巧坞"（大脑），"巧坞"（大脑）之神迅速做出反应，"三道两路"快速协调运转，调整气血恢复平衡，使人体各部恢复正常的功能，三气复归同步，患者身体痊愈。由此可见，壮医针刺学正是以良好的医患关系为基础发展而来的。

同时，壮医针刺疗法也非常重视机体自然自愈力的作用。壮医针刺疗法在治疗时不使用药物，而是直接在机体的体表穴位或部位使用针刺的方法，使这种微弱的物理能量作用于体表的特定部位或穴位，以激发人体的自然自愈力而起到防病治病的目的。壮医针刺治疗的意图不是在于压制机体的反应，而是在于调动机体内部的力量去祛除病邪。这种调动是针对疾病的状态而有目的地给予机体的调节机制以援助，即壮医针刺治疗的特征是用针刺技术来帮助机体的内在自愈系统充分发挥作用，这些系统包括了防御、应激、免疫、修复等系统的协调作用，使机体维持健康的状态。因此壮医针刺疗法是一种绿色的自然疗法。

第四节　壮医针刺的功效和禁忌证

壮医针刺所起的作用与药物的主要功效有着异曲同工之妙，壮医针刺虽能治百病，但也有禁忌证。

一、壮医针刺的主要功效

壮医认为，壮医针刺具有调和阴阳、调理气血、调整脏腑功能、解毒补虚、活血养血、散结消肿、提高人体自愈力、协调三气同步、通调"三道两路"的功效。壮医针刺疗法通过针刺和对穴位刺激，使阴阳归于相对平衡，气血调整均衡，脏腑功能趋于调和，使不平衡状态调整为平衡状态，天、地、人三气同步，从而达到防治疾病的目的。具体地说，壮医针刺的主要功效有解毒解热、通道养路、活血养血、调整气血均衡、减压安神、解郁止痛、散结消肿、扶正补虚、激发并增强机体的自愈力九大功效。

1. 解毒解热

壮医针刺有较好的解毒解热作用。对各种湿毒、热毒、痧病、头晕、目赤、口舌生疮、牙龈肿痛、大便秘结及各种原因引起的发热、咽喉肿痛等，均有良好的临床疗效。

2. 通道养路

壮医针刺学认为，"三道两路"以通为用、以塞为痛、以阻为病。三道畅通，调节有度，人体之气就能与天地之气保持同步协调平衡；三道阻塞或调节失度，则三气不能同步而产生各种病痛；龙路受阻，则无法为脏腑、骨肉输送营养；火路阻断，则人体失去对外界信息的反应、适应能力，导致发生各种疾病甚至死亡。塞和阻来自瘀和滞，或者由于虚弱，两路不通而致连接不通。壮医针刺疗法通过对穴位刺激，能祛除瘀血、消除瘀滞、疏通三道、通畅两路，或通过濡养补充不足，使两路能连接畅通。

3. 活血养血

壮医针刺疗法可以通过对穴位刺激来达到活血、养血的功效。能治疗妇女血虚兼有瘀血的月经不调，如月经超前、经血量多且有血块、腹痛、痛经以及不孕症等。

4. 调整气血均衡

壮医针刺疗法通过对穴位刺激能疏通三道、通畅两路，调理气血归于平衡，有目的地给予机体的调节机制以援助，帮助机体的内在自愈系统充分地发挥作用，促使疾病向痊愈方向转归，使机体维持健康的状态。

5. 减压安神

现代生活的节奏越来越快，现实的生活也极其复杂，压力与忙碌在同步攀升，来自社会、工作、家庭各方面的压力有时会压得人们喘不过气来。面对这些压力，许多人患了焦虑、失眠等病症。壮医针刺疗法通过针刺人体的体表穴位，由此刺激所产生的能量信息能迅速通过火路传导至"巧坞"（大脑），使"巧坞"（大脑）之神能够做出快速反应，其治疗的真谛在于调"神"和治"神"。故壮医针刺临床应用于治疗一些心神不宁的疾病如失眠、忧郁、焦虑、神经官能症、更年期综合征等，能起到良好的治疗效果。

6. 解郁止痛

壮医针刺对风毒、寒毒、湿毒及毒邪所引起的头痛、痹症、肢体麻木等，均有明显的治疗效果，既可解郁，又能止痛。对于痛症如头痛、牙痛、胃脘痛、腹痛、腰腿痛、坐骨神经痛、肌肉扭伤疼痛等，均有良好的止痛效果，对类风湿性关节炎也有较好的止痛效果。

7. 散结消肿

壮医针刺有散结消肿的功效，可用于治疗痈、疔、疮、丹毒、瘰、瘤、肠痈以及跌打损伤等病症。

8. 扶正补虚

壮医认为，疾病的过程是邪正相争的过程，是否会导致机体产生病变，就看邪、正相争，谁胜谁负。壮医针刺治疗疾病，通过针刺和对穴位的刺激，扶助正气，激活并增强人体的自愈力，祛除病邪，增加身体的正能量，改变正、邪双方的力量，使正战胜邪，有利于疾病向痊愈方向转归，这是扶正补虚的一个方面。另一方面，对各种虚弱患者，选择有强壮作用的穴位定期施以针刺，可以起到匡扶正气、增强体质、激活并增强人体的自愈力，从而达到防病保健、强壮身体的作用。

9. 激发并增强机体的自愈力

自愈力是指机体的自然愈合能力，是每个人都有的自身调控能力。自愈力既是天生的，又是可以被激发出来的。壮医针刺疗法就是通过针刺刺激体表的穴位，经火路传导至"巧坞"（大脑），"巧坞"（大脑）做出反应，迅速激活人体的自然自愈力，调整气血恢复平衡，使人体各部恢复正常的功能，三气复归同步，促使疾病转归和人体正气康复。

二、壮医针刺的禁忌证

壮医认为，凡是大饥、大饱、大怒、大惊、大劳、大汗、大渴、大失血以及房事太过、醉酒或重度虚弱者禁针；此外，孕妇的腹部环穴、腰骶部环穴，小儿的囟门要禁针；重要脏器部位不可针；大血管所过之处禁刺。这些都是壮医针刺所不宜的，是壮医针刺的禁忌证。

第三章　壮医针刺的穴位与取穴

壮医针刺的穴位古壮医也称为穴道、穴点，是人体"三道两路"运行气血的出入之处，是脏腑、气血、骨肉的外延，是天、地、人三部运行气血的重要通道。穴是空隙、穴道，内与"三道两路"相连接，在体表肌肤上表现有凹陷或有压痛、胀、麻等反应点，是壮医针刺及其他一些外治法施术的部位。壮医针刺的穴位是整个人体中气血最集中之处，气血运行、循环、出入于穴位之中以渗灌濡养脏腑、骨肉，联络体表、肢体、关节；穴位是人体生命活动的体现，其核心功能是脏腑、骨肉、气血等生命物质基础的壮气，游行出入于体表的反应点；"巧坞"（大脑）的神机变化为穴位所承载，与自然环境之间有密切的关联；穴位中的神机变化与调节是壮医针刺治疗的关键所在。经过历代医家的认识和总结，对穴位已基本形成了共识：壮医针刺的取穴方法及穴位的分布、应用主要以壮医的"三道两路"学说为理论指导，以天、地、人三部为法，进行左右、上下应用取穴。

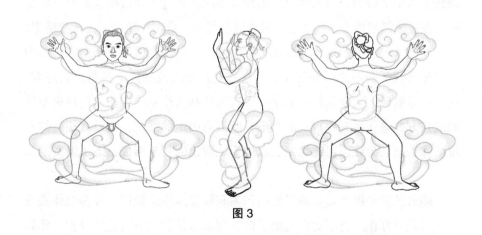

图3

第一节　壮医针刺穴位的发现和发展

壮族是我国少数民族中最早使用针刺治疗疾病的民族之一，在临床取穴上，壮医针刺具有取法独特、所选部位独特、疗效独特的鲜明特点。而穴位的发现是壮族人民在长期的医疗实践中经过不断地积累而来的。

壮医起初在使用针刺疗法的时候，基本上是以疼痛或患病的部位来使用针刺术，或以针刺入肌肤，或以针挑破表皮，来达到治疗疾病的目的，经历了无定位、无定名到渐渐有定位和定名的过程。

在远古时代，壮族先民并不知道什么是穴位。在最初时的荒芜时代，壮族先民在劳作过程中，有时或许是因无意间被带有尖刺的石头（或树木刺）割中或刺中了身体的某一部位后，原来所患的病痛得到了缓解，甚至是解除了某一病痛，或在病痛发生时，往往会下意识地去按压或抚摩痛处，当人体产生脓肿时，就会用工具如砭石等割刺脓肿，于是就开始摸索和寻找利用尖刺类型的石头（或树木刺），采用或刺，或割，或敲打等方法来缓解身体的病痛，其目的和初衷都是在于缓解自身的疼痛。这一过程在当时与其说是医疗行为，还不如说是人的本能所使然，就如动物在受伤后会舔吮自己的伤口一样，完全是一种无意识的行为。壮族先民在经历了漫长的实践和经验总结后，渐渐发展到了哪里有病痛就在哪里扎刺或放血。人与动物的区别就是人类善于从事件中寻找本质。壮族先民由原来的被动行为转变为主动行为，当人体再次出现病痛时，通过主动按压或砭刺一些特殊的部位来缓解疼痛，这个进步是显而易见的。此后，经过了漫长的摸索，随着人们认识水平的提高和意识思维的进步，壮族先民又在不断的实践中进一步寻找压痛点或一些部位，并在这些压痛点或部位上进行反复地刺、挑、针等验证，这就是壮医最早的取穴方法和穴位总结方法。这种最原始的取穴方式是壮医穴位理论的雏形，既没有固定的部位，也没有相应的穴位名称，但其为壮医以痛为穴、以应为穴理论的初步形成打下了坚实的基础。

随着壮族先民大量实践经验的积累和反复地临床验证，逐步对体表施术部位及治疗作用有了更深入的了解，积累了认识大量穴位的经验。壮族先民在不断的探讨中发现，大多数疾病可以直接在疼痛部位或患病部位的局部进行针刺治疗，且疗效甚佳，于是慢慢形成了以疼痛的部位为针刺穴位或以患病的部位为针刺穴位的取穴原则。经过了长期的医疗实践和认识的不断深入，经验积累越来越丰富，对穴位也有了更加深入的认识。壮族先民又发现了一些穴位不仅可以治疗局部病痛，还可以治疗一些其他病痛；一些疾病可以在哪些部位进行针刺治疗，哪些穴位既能治疗相应的这种病症，又能治疗其他疾病；在某些部位，寻找一些穴位进行针刺治疗，似乎也有规律可循。于是，历代壮医经过不断的积累、总结，渐渐地对穴位的位置、取穴方法、穴位的治疗作用有了不断的更新和更具体的认识，并进一步根据穴位的主治功效和体表特征进行取穴、命名和定位。

经过不断地认识、总结、提炼和再实践、再认识、再修正及运用的漫长过程，以环为穴、以应为穴、以痛为穴、以灶为穴、以边为穴、以间为穴、以验为穴的取穴原则和取穴方法，发展成了壮医针刺疗法的取穴大法，经过代代相传，得以流传至今。

第二节　壮医针刺穴位的分布和命名

壮医针刺穴位的分布和命名规律以天、地、人三部为法，进行左右、上下应用取穴。壮医针刺疗法盛行于壮族地区，是一种特殊的针刺疗法，其取穴方法及穴位的分布和应用均独具特色，自成一体，主要以壮医天、地、人三气同步理论和"三道两路"学说为理论指导。

一、穴位的分布情况

壮医针刺常用的穴位广泛分布于人体全身，包括天部、地部、人部三部，其中天部包括头、面、颈、肩、大臂、小臂和手；地部包括前后二阴、臀、大腿、小腿和足；人部则是人体脏腑所在的部位，包括胸前部、腹部、背后部和腰部。

按照壮医的传承记载，人体共有环穴 31 个环组，主要是以地支的计时方法命名。

原来还有以天干命名的环穴组，其穴位主要分布在天部和地部，是在人体的主要关节处，称环关节穴。但在传承和不断实践的过程中，以天干命名的这类穴位组由于实用性不强而慢慢被后人弃之不用。

以地支命名的环穴组是壮医针刺取穴的主流，壮医针刺的取穴大多数来自于此。环穴组主要分布在天、地、人三部，其中天部有 11 个环穴组，加上环中环共有 17 个环；人部有 3 个环穴组，加上环中环共有 10 个环；地部有 2 个环穴组，加上环中环共有 4 个环。三部一起共有 16 个环穴组，加上环中环共有 31 个环。依据地支的计算方法，每个环应有 12 个穴位，故全身的环穴应有 372 个穴位，但由于面部有 6 个穴位在环穴中相重合，这样环穴组的穴位合计就只有 366 个。

穴位的分布主要以体表为主，这些穴位经过了历代壮医的运用和总结，确认为手、足的环穴尤为密集，而且主治的功效也比较多、效力比较大。这与人体的这一部位的功能有非常密切的关系，即功能多、使用频繁、灵活多变、能做出各种复杂动作的部分（或器官），它的环穴相对就会多一些，比较密集，而且这些环穴的功能也非常强，主治的疾病也比较广泛，疗效也非常显著。比如，手的掌指部分，由于掌指的功能非常复杂也非常灵活机动，能完成各种复杂的工作或活动，故在掌指上分布的环穴或经验穴也就比较多，而且这些穴位的功效也就像手的功能一样非常丰富，功效强且主治的疾病范围也非常广，起效快且疗效也非常好。

相对而言，人体的背部其主要功能是保护内脏，而其他功能比较少，因此穴位也就相对比较少，比较稀疏，单独使用时其功能作用较弱，往往需要一个环穴组或多个环穴组的穴位同时使用才能起到良好的临床疗效。

当然，这些环穴在发现和使用的过程中，也经过了数千年的临床实践和传承、总结、凝练，虽然曾有数以千计的穴位，但流传至今，广为壮医所常用的穴位也仅仅为 100 多个环穴组而已。

二、穴位的命名方法

壮医对穴位的命名，起初是用自然界的日月星辰、地理名称、动物名称、植物名称来命名的，如头顶上最高处（颠顶部位）的穴位叫天宫（壮语），十指最高点（即中指末端）的穴位叫猫爪尖（壮语），脑后发际处称为山脚（壮语）。经过了历代壮族医家的不断总结和发挥，发展到后来以人体的部位、方位（包括上下左右、东西南北和天干地支等）、取类比象和以穴位的治疗功能来为穴位命名，而且是以壮语来命名，这些都是壮医的经验积累和代代传承下来的。经过近十年的挖掘、整理、筛选、应用研究和验证，根据这些穴位的部位、主要治疗功效、针刺方法、取穴定位方法及注意事项进行了系统、科学地分类，并进一步规范了这些穴位的命名，逐渐形成了壮医特有的针刺穴位，依据壮医的使用习惯，命名为经验穴。

壮医针刺穴位最具特色的命名方法是以环为穴，即以一个比较明显的体表标志或肢体部位为中心，环其一周取穴，并按一定的方位或方向进行命名。其中包括两种环穴：一种是环绕肢体某个关节的截面作环取穴，这种环穴以天干命名。另一种是沿着体表标志周围作环，比如鼻子部位，以鼻子为体表标志，绕鼻一周作 1 个环穴就称为鼻环穴；而在腹部，以肚脐为体表标志周围作环，绕脐一周作 1 个环穴就称为脐环穴等，这种环穴以地支命名。

特别要说明的是，对于穴位以方位（东西南北等）的命名，壮医是根据生活习惯来确定的，即以人体的前面为南、上方为南，背后为北、下方为北，左侧（边）为东，右侧（边）为西。这与地理、地图上的方位是不同的。

经过了近十年的挖掘整理和临床应用研究，本书在不违背壮医对穴位的命名原则和方法的同时，为了便于学习、记忆和临床应用推广，将这些以壮语命名的穴位除按环穴、经验穴依据壮医的天、地、人三部进行统一和规范的中文归类及命名外，还运用英文字母（26 个字母，分大、小写），依据穴位名称的汉语拼音的第一个字母对这些穴位进行了统一、规范的拼写，以便于记忆和临床推广应用。

也就是说，对于穴位名称的第一个字母，分别以天、地、人的第一个字的汉语拼音字母的英文字母大写进行规范和统一标记，即天部所有穴位的第一个字母都是 T（天的第一个字母），人部所有穴位的第一个字母都是 R（人的第一个字母），地部所有穴位的第一个字母都是 D（地的第一个字母）。如第一个字母是 T 的穴位都可以在天部寻找，第一个字母是 R 的穴位都可以在人部寻找，第一个字母是 D 的穴位都可以在地部找到。

具体的标记方法：第一个字母为天、地、人三部的首个字母，用大写；第二、第三个字母即为穴位的首个字母，其中穴位的首个字母大写，穴位的第二个字母为小写；如果是环穴，则环穴的第一个字母为大写，第二个字母则为小写。如天部穴位，第一个字母记为 T（天的第一个字母），后面再加相应的字母，如头顶最高点的穴位，壮医称为天宫穴，规范记为 TTg，即第一个字母 T 代表天部的天字首个字母，第二个 T 为天宫的天字的首个字母，第三个字母 g 是天宫的宫字的首个字母。又如腹部穴位，属于人部，第一个字母记为 R（人的第一个字母），紧跟着的字母为 F（腹字的第一个字母），后面再加穴位字母，如果是环穴，后一个小写字母为 h。如腹环穴，属于人部穴位，故第一个字母为 R，紧接为 Fh，规范记为 RFh。如果是腹一环穴记为 RFh1，腹二环穴则记为 RFh2，腹三环穴记为 RFh3。又如足心穴，属于地部穴位，故第一个字母应记为 D（地的第一个字母），接着是足字的首个字母 Z，紧接着是心字的首个字母 x，故应记为 DZx。这就是壮医针刺穴位的规范字母标记法。

三、穴位的命名规律

壮医针刺所有穴位的命名规律是从上到下，即先天部到人部再地部，由近而远，由前到后，从左到右。其中以环为穴的命名规律是以人体的头、面、耳、手、臂为天部，胸、腹、背、腰为人部，臀、腿、足为地部。

壮医在早期基本沿用壮族人的语言习惯，把整个上肢称为手（壮文），即包括解剖学所说的臂部（上臂和前臂）和手部；把整个下肢称为脚（壮

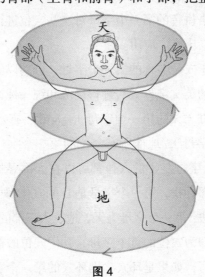

图 4

文），即包括解剖学所说的大腿、小腿和足部。

壮医针刺对穴位的定位大多与十四经络的腧穴不同，不以十四经络为原则，也不按十四经络的取穴方法取穴，而有其自己的取穴规律和取穴方法。其取穴方法奇特，自成一体。壮医针刺主要是以点、线、面、环等取穴，面多以穴位群的形式表现，如梅花穴、葵花穴等，形成一个穴位面。又如腹部穴位，以肚脐为中心，从内到外间隔1寸依次作同心环，按顺时针方向等分取穴，按时钟1~12时刻的位点取穴，这就是环穴。

当然，由于壮医针刺的取穴点广泛，故也有部分穴位点和十四经络的穴位在同一位置上重叠，但在认识、命名和主治功效及临床运用方面却有诸多不同。

从上面的论述中看到：壮医的穴位之间貌似毫无相干，环与环之间似乎也互不相连，但在临床中实则以"三道两路"为联络，以"天圆地方"的配穴原则为关联，以"8"字环针法相互作用，有法可依，有规律可循。壮医针刺取穴及穴位的命名和分类更注重实用性、易用性、可操作性和临床疗效，而不似十四经络的腧穴及经络那样彼此循环和衔接不断。

第三节　壮医针刺穴位的体表定位方法

由于壮族地区所处的地理位置气候炎热，夏天时间较长，居住在这一地域的人们衣着简单，极易实行针刺治疗，普遍能接受针刺疗法，并且对针刺疗法情有独钟，所以大多疾病均可采用针刺疗法治疗。

壮医针刺在临床上的取穴定位常用揣穴方法，而量穴方法则比较少用。壮医对穴位的定位方法主要以目测法为主，主要依据人体的体表解剖标志进行定位，或通过用手摸、捏、按、压进行定位，也有使用手指同身寸的方法，这和中医有类似，但不完全相同。壮医针刺所使用的手指同身寸的方法主要是以患者的食指第二节作为同身寸的标准，与中医有别，但这种量穴的方法壮医较少用。

壮医认为，穴位大多分布在人体的特有体表标志周围，或皮、脉、肉、筋、骨的缝隙和边缘，即肉边、筋边、骨边及肉间、筋间、骨间的孔隙、凹陷处。在临床应用时，常先寻找出人体某部位的明显的体表标志，然后依据该体表标志在其周边分别以目测来确定环穴，或结合摸、捏、按、压的方法确定这些穴位的位置。也可根据人体的肌肉边、肌腱边、骨边以及两肌肉之间、两肌腱之间、两骨之间，即以边为穴和以间为穴取穴，这样可以避免"越量越不准"的情况发生。

此外，在取穴时还应充分考虑体表标志及浅层的肌肉和深层的骨骼，以目测结合摸、捏、按、压的方法，做到表、浅、深相结合，借以确定穴位的确切位置，这样才能避免"以尺寸量"而"失之毫厘，谬以千里"。

壮医针刺的体表穴位定位及取穴定位方法简单，易于掌握，方便且实用，常以揣穴或摸穴的方法定位取穴，不拘一格，灵活有效。

第四节　壮医针刺取穴特点

壮医针刺具有取穴简单、用穴便捷、选用灵活等特点，常以点带面取穴治病，善求于本。

一、取穴简便

和壮医临床治疗用药一样，壮医针刺的选穴配方也非常简便，喜用环穴，而且贵在功专。常以天、地、人三部的穴位相配合，力求简、便、验，无论是挑刺还是针刺，大多选用作用大、起效快、容易取穴、便于用针的穴位施针。常以揣穴或摸穴的方法定位取穴，不拘一格，灵活机动。常依据人体的肌肉边、肌腱边、骨边以及两肌肉之间、两肌腱之间、两骨之间，并结合摸、捏、按、压的方法取穴，即以边为穴和以间为穴，取穴方法简单、便捷、灵活且易于掌握。

正如上面所提到的功能多、复杂的部分（或器官），其穴位的功能就非常强大，且主治的疾病也较广泛，使用的疗效也非常显著，故临床常使用这些穴位并依据"天圆地方"的处方原则进行配伍治疗。比如，人体的手及手指是人体运动器官最为灵活，使用最多、最频繁的部分，功能也非常复杂，不仅能完成各种复杂的工作或活动，而且具备了诸多功能。"三道两路"位于手部的连接点也非常密集，与脏腑功能密切关联，在手指上分布的穴位不仅多，而且这些穴位的功效强，应用也非常广泛，主治的疾病也非常多，疗效也相对较好，因此单就天部的手部即可以依据"天圆地方"的处方原则进行配伍治疗。这就是壮医针刺为什么喜欢选用手部的穴位来进行配伍防病治病的原因之一。

二、以点带面

壮医针刺在临床应用时往往以一个经验穴位为点、一个环穴为面，相互配合，或直接取局部梅花穴，以获得更快捷、更好的疗效。

三、善求于本

穴位必要时取用，不必要时不用。

壮医针刺的取穴是以环为穴、以应为穴、以痛为穴、以灶为穴、以边为穴、以间为穴和以验为穴为原则，以"天圆地方"为处方法则，在强调实用性的同时更注重实效性，讲究治病求本。

在临床的具体应用中，壮医针刺的选穴绝不是简单的头痛医头、脚痛医脚，而是通过取穴原则选取疾病根源所在的穴位进行治疗，通过"三道两路"的调节，以确保收到良好的临床疗效。因此在选穴时应善于透过现象看本质，即找出真正的与疾病根源相关联的穴位，然后施针治疗，以求病去人安，确保收到良好的临床疗效。而临床应用中，有些病以实证为主，在体表有较明显的反应点，或所治之病比较单纯且为局部的，在体表有较明显的病灶点，或所治之病以痛症为主，且在体表有明显的痛点或压痛点的，可以直接使用以痛为穴或以灶为穴的方法选穴，并依据"天圆地方"的处方原则进行配伍治疗，也为求本之法。

第五节　壮医针刺的取穴规律和取穴原则

壮医针刺的取穴规律和取穴原则与中医的十二经脉的循经取穴不同，不以十二经脉为原则，也不按十二经脉的取穴规律取穴，而有其独特的取穴规律和取穴方法。

一、取穴规律

壮医针刺的取穴规律，口诀为：

> 天圆地方穴之道，天干地支名相遥；
>
> 三气同步和为要，三道两路表里调；
>
> 痧毒风湿四肢剿，气血凝滞灶为巢；
>
> 毒虚细寻骨肉边，久病劳损筋骨间；
>
> 唯有壮人多经验，普济天下福寿添。

壮医认为，天是圆的，地是方的，而这个圆是指圆周，可以很圆也可以不是很圆，这是灵动、机动、恒动之意；方是指四方，即四个方位或4个点，有时也可以选3个点，这是稳固、固定、相对平衡之意。壮医针刺其"天圆地方"的取穴规律是壮医针刺取穴的总则，也是最基本的取穴原则，是"动"与"衡"的相对统一，是壮医针刺用穴之道的精髓，贯穿整个壮医针刺的治疗过程，用于指导选穴和用穴以及解决在针刺治病时遇到的问题。针刺的穴位命名规律和方法，是以天干和地支来命名的，这在前面的章节已有详细介绍。以痧毒及风湿为患的疾病，依据"天圆地方"的取穴原则，在七大取穴原则的指导下，可以在四肢上选取1组或多组穴位对疾病进行围剿性治疗；对气血凝滞的疾病，往往在身体的某些部位会形成一定的病灶或病灶点，也可以以这个病灶或病灶点为巢，依据"天圆地方"的取穴原则，在七大取穴原则的指导下，在该病灶或病灶点选取1组或多组穴位对疾病进行治疗；毒和虚所致的病症，可依据"天圆地方"的取穴原则，在七大取穴原则的指导下，在人体的肌肉边、肌腱边、骨边，通过摸、捏、按、压的方法仔细寻找穴位或反应点，从中选取1个或多个穴位或穴位组对疾病进行治疗；对久病或劳损的患者，依据"天圆地方"的取穴原则，在七大取穴原则的指导下，则需在肌体的两肌肉之间、两肌腱之间、两骨之间，即肉间、筋间、骨间的孔隙、凹陷处，通过摸、捏、按、压的方法仔细寻找穴位或反应点，从中选取1个或多个穴位或穴位组对疾病进行治疗。此外，壮医在长期的实践过程中，还积累了大量的治疗经验和特殊的穴位，这就是壮医针刺的经验穴，这些穴位不仅能治病，还能防病和保健，使人延年益寿。

人体穴位的分布大部分都在体表标志上，壮医针刺对穴位的取穴规律，主要依据人体体表的一些明显标志来确定穴位位置，如体表的明显突起或凹陷部位、五官轮廓、发际、肚脐、关节、皮肤纹路等。也可以以体表解剖标志为关键，可结合骨度分寸进行折量，将相邻穴位进行对比和定位。也有分别以边为穴、以间为穴来定位取穴的，即在肌肉边、肌腱边、骨边以及两肌肉之间、两肌腱之间、两骨之间取穴。这种取穴方法和取穴规律不仅简单易取，易于掌握，而且定位准确，不易出错。

二、取穴原则

壮医针刺取穴多在机体的体表标志上或肉边、筋边、骨边及肉间、筋间、骨间的孔隙、凹陷处，是在皮、脉、肉、筋、骨的缝隙、边缘，而不是体表皮肉本身。因此，取穴时一定要通过目测并结合摸、捏、按、压来确定这些穴位的具体位置。基于此，壮医在"天圆地方"的取穴总原则的指导下，总结了壮医针刺的七大具体取穴原则，分别是以环为穴、以应为穴、以痛为穴、以灶为穴、以边为穴、以间为穴和以验为穴。

1. 以环为穴的取穴原则

以环为穴的取穴原则是在人体体表的一些特有标志、组织或器官的部位，环绕该特有标志、组织或器官的部位一周，以时钟的时刻位置为穴位点，用以治疗疾病。

2. 以应为穴的取穴原则

以应为穴的取穴原则是以疾病在人体某一体表部位所表现的反应点为穴，用以治疗疾病。一般来说这些反应点都是远端的、相对应的，如天部对应地部，反之，地部又可以对应天部。以应为穴的取穴原则主要是通过摸、捏、按、压的方法寻找疾病在人体体表的相应反应点，然后在相应反应点的位置选取1个或多个甚至是1组穴位作为治疗用穴。

3. 以痛为穴的取穴原则

以痛为穴的取穴原则是通过循切、按压找到压痛点以及疾病在人体体表的相应反应点等，无论是局部的还是远端的，都可以在疼痛的部位或相应压痛点的位置选取 1 个或多个甚至是 1 组穴位作为治疗用穴，用以治疗疾病。

壮医认为，用以痛为穴所取的穴位实质是人体壮气游行出入之所，也恰恰是正邪相交、激烈斗争之处，因此针刺这一所取的穴位能收到较好的临床疗效。以痛为穴作为一些疾病的取穴方法，不仅反映出经筋疾病治疗的局部取穴特点，也体现了治病求本的原则。

4. 以灶为穴的取穴原则

以灶为穴的取穴原则即是在病灶的部位选取 1 个或多个甚至是 1 组穴位作为施治的穴位，用以治疗疾病。人体的气血与三气同步运行息息相关，气血不畅，则人体"三道两路"不通，三气不能同步，三气运行受阻，滞而为瘀，瘀积为灶。灶即为肿或胀或痛。

5. 以边为穴的取穴原则

以边为穴的取穴原则是以人体的肌肉边、肌腱边、骨边为标志点，通过摸、捏、按、压的方法选取 1 个或多个甚至是 1 组穴位作为治疗用穴，用以治疗疾病。

6. 以间为穴的取穴原则

以间为穴的取穴原则是指在肌体的两肌肉之间、两肌腱之间、两骨之间，即肉间、筋间、骨间的孔隙、凹陷处取穴，用以治疗疾病。

7. 以验为穴的取穴原则

以验为穴的取穴原则是依据壮医在长期临床实践的经验积累和总结所流传下来的、固定的、特定的穴位或穴位组即壮医经验穴，作为治疗用穴。

第六节　壮医针刺的取穴方法

壮医针刺的取穴是通过目测结合用手摸、捏、按来实现的。目测，是寻找出人体某部位的明显的体表标志；摸，就是医者通过用双手去触摸患者的肌肤，在肢体上寻找异常的环穴位置以及或冷或热的体位点；捏，是在四肢上的取穴方法，主要就是通过手掌与手指的合力在四肢皮、脉、肉、筋上寻找酸胀点、痛点或敏感点；按，就是沿着骨骼寻找，在骨骼的缝隙中和边缘寻找酸胀点、压痛点或敏感点来确定穴位。

依照上述取穴原则，壮医针刺的取穴方法可以归纳为七种。

一、以环为穴的取穴方法

以环为穴的取穴方法源于古代壮族人民所使用的文字计序符号天干、地支。天干是中国古代的一种文字计序符号，共有 10 个字，即甲、乙、丙、丁、戊、己、庚、辛、壬、癸，循环使用；地支也是中国古代的一种文字计序符号，共有 12 个字，即子、丑、寅、卯、辰、巳、午、未、申、酉、戌、亥，循环使用，又称十二支。中国古代用十二地支纪时、纪月。地支纪时就是将一天均分为 12 个时段，分别以十二地支表示，也称为十二时辰：23 时至翌日 1 时为子时，1~3 时为丑时，3~5 时为寅时，5~7 时为卯时，7~9 时为辰时，9~11 时为巳时，11~13 时为午时，13~15 时为未时，15~17 时为申时，17~19 时为酉时，19~21 时为戌时，21~23 时为亥时。壮医最早进行有规律地针刺取穴，就是根据地支的计时方式来选取穴位的，并且一直流传至今。

壮族先民最早使用地支的年代已无法考究，而壮医使用天干、地支的方法记录、记载针刺的穴位，也只能从壮族地区的口耳相传、师徒授受中得以传承和考证。

以天干的文字计序符号来取穴和命名的方法多在四肢关节处，绕关节一周作环选取穴位，此环穴有甲、乙、丙、丁等 10 个穴位点。一般一个部位只选取 1 个环，每个环有 10 个穴，如肘关节、膝关节等处。但后来在许多壮医前辈的临床应用中发现，这一取穴命名方法并不实用，也不常用，因此慢慢为壮医所弃用。

而以地支的文字计序符号和计时方位取穴和命名的方法，主要是环绕人体体表的一些特有标志、组织或器官的部位一周，以地支的文字计序符号方法来取穴和命名，即分别以子、丑、寅、卯等 12 个时间方位点作为穴位点选穴、取穴。地支环穴在临床运用和实践中通过先辈们的传承得以不断发展，延续至今。为了方便学习和便于记忆，这一取穴方法已发展成为以时钟时刻的位置作为穴位点，以时钟的圆周为环进行定位和取穴，而这种独特的取穴方法就是壮医以环为穴的取穴方法。

以环为穴的取穴方法，是壮族人民经过长期的医疗实践和不断地观察、总结而逐渐形成的。其最大的特点是可以只有 1 个环进行取穴，也可以根据需要取 2 个环或多个环穴组；取多个环穴组时，通常是由内而外，第一个环叫一环，第二个环叫二环，依此类推，最多可有 6 个环，如腹环穴就有 6 个环。这些环穴组的每个环都有 12 个穴位。

按照壮医的传承记载，人体共有 31 个环穴组，主要以地支的计时方法命名。

以地支命名的环穴组是壮医针刺取穴的主流，壮医针刺的取穴大多数来自于此。环穴组主要分布在天、地、人三部，其中天部有 11 个环穴组，加上环中环共有 17 个环；人部有 3 个环穴组，加上环中环共有 10 个环；地部有 2 个环穴组，加上环中环共有 4 个环。三部一共有 16 个环穴组，加上环中环共有 31 个环。依据地支的计算方法，每个环应有 12 个穴位，故全身的环穴应有 372 个穴位。但由于面部有 6 个穴位在环穴中相重合，这样环穴组的穴位合计就只有 366 个。

（一）天部环穴

天部的环穴有天环穴、耳环穴、面环穴、眼环穴、鼻环穴、口环穴、喉环穴、肩环穴、肘环穴、手心环穴、手背环穴共 11 个环穴组。这些环穴中还有环中环的，其中天环穴有 3 个环，由内到外分别称为天一环穴、天二环穴和天三环穴；手心环穴、手背环穴也各有 3 个环（左右相同），由内到外分别称为手心一环穴、手心二环穴、手心三环穴、手背一环穴、手背二环穴、手背三环穴。故天部有 17 个环穴，每个环穴均有 12 个穴位，总共应有 204 个穴位，但因面部有 6 个环穴与经验穴相重合，所以实际共有 198 个穴位。其中相互交会、重合的环穴是左、右眼环穴 TYh-3 分别与面环穴 TMh-2、TMh-10 相重叠，左、右眼环穴 TYh-9 分别与鼻环穴 TBh-1、TBh-11 相重叠，安眠穴分别与左、右眼环穴 TYh-10 相重叠。

1. 天环穴的取穴方法

天环穴的取穴方法是指在头顶部取穴的方法，共有 3 个环。以天宫穴为中心，在距天宫穴 1 指处作圆环，在圆环上按时钟的 1~12 时刻分成 12

等份，每个时刻处为1个穴位，共12个穴位，这12个穴位称为天一环穴；距天宫穴2指处作圆环，在圆环上按时钟的1~12时刻分成12等份，每个时刻处为1个穴位，共12个穴位，这12个穴位统称为天二环穴；距天宫穴3指处作圆环，在圆环上按时钟的1~12时刻分成12等份，每个时刻处为1个穴位，共12个穴位，这12个穴位统称为天三环穴（图5）。

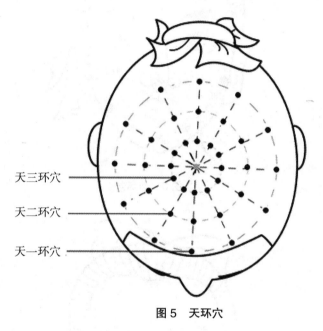

图5　天环穴

2. 面环穴的取穴方法

面环穴的取穴方法是指在脸面部取穴的方法，面环穴有1个环。在面部，以两眉心中点与前额发际连线中点为上边，以下唇下缘与下颌连线中点为下边，左、右各取鼻翼与耳屏连线中点为左、右边，依照面部轮廓作1个圆环，在圆环上按时钟的1~12时刻分成12等份，每个时刻处为1个穴位，共12个穴位，这12个穴位称为面环穴（图6）。

3. 眼环穴的取穴方法

眼环穴有1个环，左、右眼各1个环。在面部，上沿眉毛上缘，下沿眼眶下缘，外侧沿目外眦后方凹陷处，内侧沿目内眦内缘作圆环，在圆环上按时钟的1~12时刻分成12等份，每个时刻处为1个穴位，共12个穴位。左环上的12个穴位称为左眼环穴，右环上的12个穴位称为右眼环穴。左眼环穴和右眼环穴统称为眼环穴（图7）。

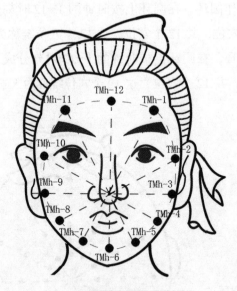

图6　面环穴

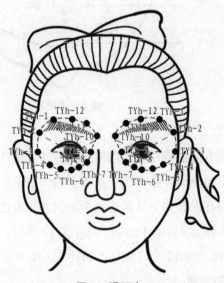

图7　眼环穴

4. 鼻环穴的取穴方法

鼻环穴有1个环。在面部，以鼻子为中心，上至鼻梁根部，下至鼻唇沟1/2处，左、右以鼻翼两侧为界，沿鼻环绕一周取穴，在圆环上按时钟的1~12时刻分成12等份，每个时刻处为1个穴位，共12个穴位，这12

个穴位称为鼻环穴（图8）。

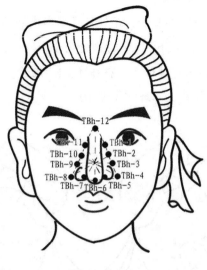

图8　鼻环穴

5. 口环穴的取穴方法

口环穴有1个环。在面部，以上、下嘴唇为中心，上至鼻唇沟中1/2处，下至唇下凹陷处，左右旁开嘴角半指为界，沿口唇外延环绕一周取穴，按时钟的1~12时刻分成12等份，每个时刻处为1个穴位，共12个穴位，

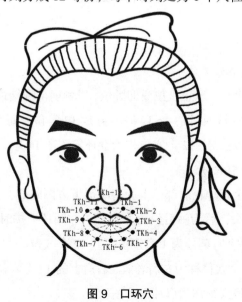

图9　口环穴

这 12 个穴位称为口环穴（图 9）。

6. 耳环穴的取穴方法

耳环穴有 1 个环。在头部，距外耳耳根半指处环绕一周取穴，按时钟的 1~12 时刻分成 12 等份，每个时刻处为 1 个穴位，共 12 个穴位。左耳环上的 12 个穴位称为左耳环穴，右耳环上的 12 个穴位称为右耳环穴。左耳环穴和右耳环穴统称为耳环穴（图 10）。

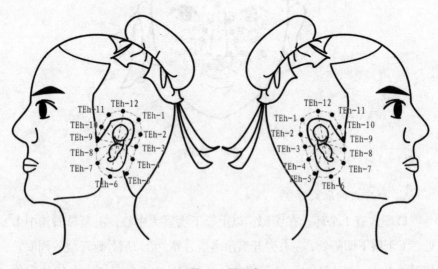

图 10 耳环穴

7. 喉环穴的取穴方法

喉环穴有 1 个环。取正坐位或仰卧位，以颈前部喉结最高点处为中心，旁开 2 寸作圆环，按时钟的 1~12 时刻分成 12 等份，每个时刻处为 1 个穴位，共 12 个穴位，这 12 个穴位称为喉环穴（图 11）。

8. 肩环穴的取穴方法

肩环穴有 1 个环。在肩部，上为肩峰前下方凹陷处，下为三角肌止点处，前为腋前纹头，后为腋后纹头作圆环，在圆环上按时钟的 1~12 时刻分成 12 等份，每个时刻处为 1 个穴位，共 12 个穴位。左、右肩部各 1 个环，左肩上的 12 个穴位称为左肩环穴，右肩上的 12 个穴位称为右肩环穴。左肩环穴和右肩环穴统称为肩环穴（图 12）。

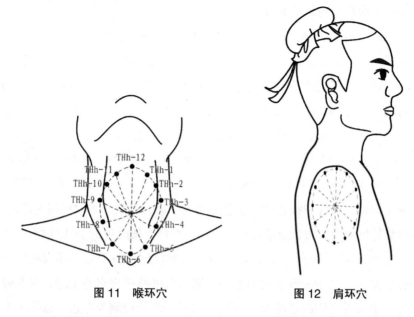

图11 喉环穴   图12 肩环穴

9. 鹰嘴环穴的取穴方法

鹰嘴环穴有1个环，这个环是四维的。在肘部，以鹰嘴（肘尖）为中心，上以肘横纹外侧端与肱骨外上髁连线的中点为12点的时刻位置，下以肘横纹内侧端与肱骨内上髁连线的中点为6点的时刻，顺时针绕鹰嘴四个侧面一周作1个圆环，在圆环上按时钟的1~12时刻分成12等份，每个时刻处为1个穴位，共12个穴位。左、右各1个环，左肘上的穴位为左鹰嘴环穴，右肘上的穴位为右鹰嘴环穴，左鹰嘴环穴和右鹰嘴环穴统称为鹰嘴环穴（图13）。

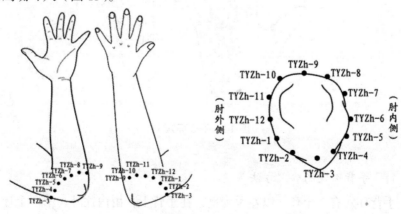

图13 鹰嘴环穴

10. 手心环穴的取穴方法

手心环穴有 3 个环。以左手为例，在手掌上的穴位称为左手心环穴，由内往外，第一个环上的穴位称为左手心一环穴，第二个环上的穴位称为左手心二环穴，第三个环上的穴位称为左手心三环穴。左手心一环穴在第二和第四掌骨之间，以第三掌骨关节后为上边，以第三掌骨底为下边，以第二掌骨尺侧为左边，以第四掌骨桡侧为右边，沿掌骨形作一环，在环上按时钟的 1~12 时刻分成 12 等份，每个时刻处为 1 个穴位，共有 12 个穴位。左手心二环穴在第二和第四掌骨之间，以第三指骨关节后为上边，以第三掌骨的头状骨、月骨和钩骨之间的空隙处为下边，以第二掌骨桡侧为左边，以第四掌骨尺侧为右边，沿掌骨形作一环，在环上按时钟的 1~12 时刻分成 12 等份，每个时刻处为 1 个穴位，共有 12 个穴位。左手心三环穴在手掌面和指掌面上，以指关节掌面的第一、第二节横纹中央点为上边，以掌骨的月骨和手舟骨之间的空隙处为下边，以第一掌骨桡侧为左边，以第五掌骨尺侧为右边，沿掌骨形作一环，在环上按时钟的 1~12 时刻分成 12 等份，每个时刻处为 1 个穴位，共有 12 个穴位。3 个环共计 36 个穴位。右手的手心环穴以此类推。左手心环穴和右手心环穴统称为手心环穴（图 14）。

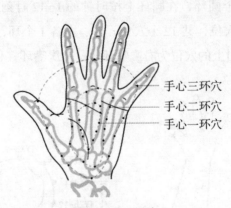

图 14　手心环穴

11. 手背环穴的取穴方法

手背环穴有 3 个环。以左手为例，在手背上，由内往外，第一个环上的穴位称为左手背一环穴，第二个环上的穴位称为左手背二环穴，第三个环上的穴位称为左手背三环穴。左手背一环穴在手腕背横纹至掌指关节之间，以第三、第四掌骨小头之间为上边，以第三、第四掌骨底之间为下边，以第五指掌骨桡侧为左边，以第二指掌骨尺侧为右边，沿掌形作一环，在环上按时钟的1~12时刻分成12等份，每个时刻处为1个穴位，共有12个穴。左手背二环穴上至手指背侧，微握拳，在食指至小指指间，以指蹼缘后方赤白肉际处为上边，以头状骨、手舟骨和小多角骨之间的空隙处为下边，以第五掌骨尺侧为左边，以第二指掌骨桡侧为右边，沿掌形作一环，在环上按时钟的1~12时刻分成12等份，每个时刻处为1个穴位，共有12个穴。左手背三环穴在手指背侧，以第一至第五指间指关节背面的第一、第二节横纹中央点为上边，以掌骨与尺桡骨之间的空隙为下边，以第五掌骨尺侧为左边，以第一指掌骨桡侧为右边，沿掌形作一环，在环上按时钟的时刻分成12等份，每个时刻处为1个穴位，共有12个穴位。3个环共计36个穴。右手的手背环穴以此类推。左手背环穴和右手背环穴统称为手背环穴（图15）。

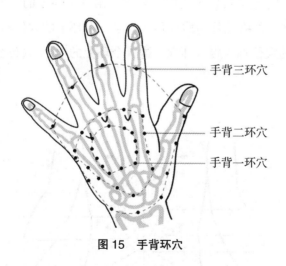

图 15　手背环穴

（二）人部环穴

人部的环穴有脐环穴、腹环穴和腰环穴。在这些环穴中，腹环穴和腰环穴有环中环，其中腹环穴有6个环，由内到外分别称为腹一环穴、腹二环穴、腹三环穴、腹四环穴、腹五环穴和腹六环穴；腰环穴有3个环，由内到外分别称为腰一环穴、腰二环穴、腰三环穴。因此人部虽然只有 3 个环穴组，但实际有 10 个环穴组，每个环穴组均有 12 个穴位，共有 120 个穴位。

1. 脐环穴的取穴方法

以肚脐（命蒂）为中心，脐边缘为环，在圆环上按时钟的 1~12 时刻分成 12 等份，每个时刻处为 1 个穴位，共 12 个穴位（图 16）。

2. 腹环穴的取穴方法

以肚脐为中心，距脐周依次旁开 1 寸、2 寸、3 寸、4 寸、5 寸、6 寸分别作同心环，共有 6 个环，在每个环上依时钟 1~12 时的时刻处

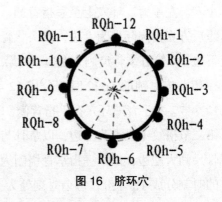

图 16 脐环穴

各取 1 个穴位，共计 72 个穴位。由内往外，第一个环上的穴位称为腹一环穴，第二个环上的穴位称为腹二环穴，第三个环上的穴位称为腹三环穴，第四个环上的穴位称为腹四环穴，第五个环上的穴位称为腹五环穴，第六个环上的穴位称为腹六环穴。这 6 个环上的 72 个穴位统称为腹环穴（图 17）。

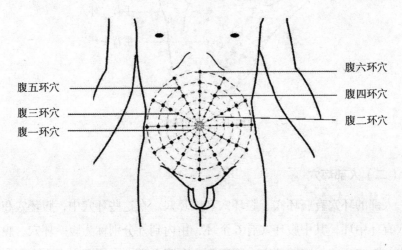

图 17 腹环穴

3. 腰环穴的取穴方法

腰环穴有 3 个环。在腰部，以肚脐在后腰脊柱上的对应点为中心点，由内而外至腰的最外侧边分为 4 等份，然后以中心点为圆心，在每个等份点处画 3 个同心环，各环上按时钟的 1~12 时刻分成 12 等份，每个时刻处为 1 个穴位，1 个环有 12 个穴位，3 个环共有 36 个穴位。由内往外，第一个环上的穴位称为腰一环穴，第二个环上的穴位称为腰二环穴，第三个环上的穴位称为腰三环穴。这 3 个环上的 36 个穴位统称为腰环穴（图 18）。

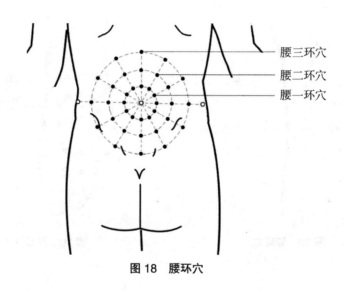

图 18　腰环穴

（三）地部环穴

地部环穴有膝环穴和足背环穴 2 个环穴组。膝环穴、足背环穴各有 2 个环，因此地部环穴共有 4 个环，每个环穴组均有 12 个穴位，地部共有 48 个穴位。

1. 膝环穴的取穴方法

膝环穴有 2 个环。在膝关节处，以髌骨中心为圆心，沿着髌骨边缘的凹陷处画圆环，这是膝一环穴。再以膝一环穴为圆周，向外 2 横指的距离画圆环，这是膝二环穴。然后依时钟的 1~12 时刻处各取 1 个穴位，共计 24 个穴位。左、右膝部各 1 个环，左膝上的穴位称为左膝环穴，右膝上的穴位称为右膝环穴。左膝环穴和右膝环穴统称为膝环穴（图 19）。

2. 足背环穴的取穴方法

足背环穴有 2 个环。在足背上，上为足背与小腿交界处的横纹中央，下为第二、第三趾趾蹼缘后方赤白肉际处，两侧为足内、外侧中部赤白肉际处画圆环，在圆环上按时钟的 1~12 时时刻分成 12 等份，每个时刻处为 1 个穴位，1 个环有 12 个穴位。左、右足背各 1 个环，左足背上的穴位称为左足背环穴，右足背上的穴位称为右足背环穴。左足背环穴和右足背环穴统称为足背环穴（图 20）。

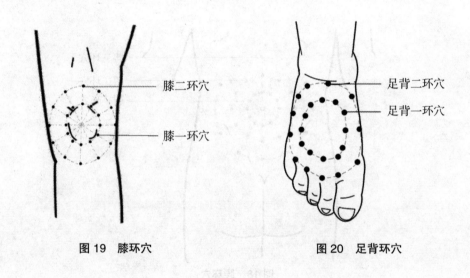

图 19　膝环穴　　　　　　　　　　　图 20　足背环穴

二、以应为穴的取穴方法

以应为穴的取穴方法是指在人体体表某一部位的疾病反应点取 1 组穴位，进行针刺治疗的取穴方法。壮医针刺以应为穴的取穴方法又分为左右对称取穴法和上下对称取穴法。

1. 左右对称取穴法

人体的左、右部是相互对称的，即以脊柱为中线，将人体分为左、右两部分。左、右两部分的形态和结构极为相似，其生理功能是相同的，因此其病理反映也相似，互为反射区，取穴方法和命名规律是一样的，但是按镜像方法其穴位的命名及取穴方法是反向的。如两手、两肘、两侧臂膀、两肩、两肋、两侧下肢等，如果一侧发生病痛，在其相对应的另一侧的相同部位就会出现反应点，按压反应点患者就会感到敏感程度不同的疼痛或酸胀感，临床应用中即可在这个部位的反应点取穴进行针刺治疗。

2. 上下对称取穴法

壮医针刺学认为，人体的上、下部在临床上基本遵循形态、结构、生理功能相似度较大的原则，因此病理反映也相似，互为反射区，可以进行取穴行针刺治疗。例如上肢和下肢、肩关节和髋关节等。

具体的取穴方法是医者用自己的手掌及手指指腹，根据疾病的情况分别在天、地、人三部体表的上、下、左、右相关的对应点触摸，寻找相应的穴位或治疗点，如触摸到局部有硬结、压痛、酸胀、敏感或舒适感等反应点，这些反应点就是疾病的体表反应穴，即可行针刺治疗。压痛明显、反应强烈者多属实证，按压有舒适感者多属虚证。

三、以痛为穴的取穴方法

以痛为穴的取穴方法是壮医针刺最早的、最原始的取穴方法，是远古壮族人民在生产劳动过程中、在与疾病做斗争的实践中不断总结出来的取穴方法。而最早的记载则源于《黄帝内经》的"以痛为腧"，《灵枢·经筋》在论述十二经筋病后指出："治在燔针劫刺，以知为数，以痛为腧。"认为"经筋之病，寒则反折筋急，热则筋弛纵不收，阴痿不用。阳急则反折，阴急则俯不伸。焠刺者，刺寒急也，热则筋纵不收，无用燔针"。《黄帝内经》所说的以痛为腧，仅仅是针对用火针治疗那些寒性的经筋病，其所治疗的疾病范围比较窄，所涉及的其他内容的论述也比较少。而在此之后，中医历代医家及一些著作虽也有论述，但都不够详尽，没有对这一方法进行更深入地研究和广泛地使用，没能形成主流，均以十二经穴为主。而在壮医的传承中，壮医针刺的取穴原则却一直沿用了以痛为穴的取穴方法并传承至今，且在实践中不断总结、提高，得到了发挥和发展。

以痛为穴是通过循、切、按、压找到的压痛点以及疾病在人体体表的相应反应点等，无论是局部的还是远端的，都可以在疼痛的部位或相应压痛点的位置，选取1个或多个甚至是1组穴位作为治疗用穴，用以治疗疾病。

壮医认为，以痛为穴所取的穴位实质是人体壮气游行出入之所，也恰恰是正邪相交、激烈斗争之处，因此所取的穴位能收到较好的临床疗效。以痛为穴作为一些疾病的取穴方法，不仅反映出治疗经筋疾病的局部取穴特点，也体现了治病求本的原则。

四、以灶为穴的取穴方法

以灶为穴的取穴方法是在病灶的部位选取1个或多个甚至是1组穴位作为施治穴位的原则。人体的气血与三气同步运行息息相关，气血不畅，则人体"三道两路"不通，三气不能同步，三气运行受阻，滞而为瘀，瘀积为灶，灶即为肿或胀或痛。

五、以边为穴的取穴方法

以边为穴的取穴方法是以人体的肌肉边、肌腱边、骨边缘为标志点，通过摸、捏、按、压的方法，选取1个或多个甚至是1组穴位作为治疗用穴，用以治疗疾病。

六、以间为穴的取穴方法

以间为穴的取穴方法即以间隙为穴，是指在人体的肌肉之间、肌腱之间、两骨之间的间隙凹陷处进行取穴的方法。这种取穴方法是通过目测结合摸或按压实施的，不仅简单易取，而且定位准确。

七、以验为穴的取穴方法

壮医在长期临床实践的经验积累和总结所流传下来的、固定的、特定的穴位或穴位组，壮医称为经验穴。这些经验穴有些功效专一，有些功效广泛，不仅能防病，而且有良好的治疗效果。根据这些经验穴取穴施治的方法即为以验为穴的取穴方法。

本书收录的临床常用经验穴有 64 个，其中天部经验穴 27 个，人部经验穴 3 个、经验区 3 个，地部经验穴 34 个。当然，这还不是壮医经验穴的全部，还有一些没有收录，有待于进一步挖掘整理。

第四章　壮医针刺的治疗方法

　　壮医针刺疗法主要是通过使用不同的针刺手法、针法针刺体表的穴位或部位来实现的，因此不仅对针刺手法、施术的先后顺序有严格要求，而且对穴位的运用、选穴配伍和穴位组成均有要求，有固定的法则可依，有规律可循。一般来说，处方选穴遵循"天圆地方"的处方原则，而针刺方法则依据"8"字环针法。

第一节　壮医针刺手法

　　壮医针刺手法起初主要以粗针浅刺、挑刺或刺血为主。经过历代壮医的临床实践和经验积累，临床实践证明除以粗针浅刺或挑刺外，也根据病情的不同采取不同的针刺方法。常用的壮医针刺手法包括浅刺、直刺、环针刺、动刺、多针刺、复针刺及半刺术等。既可以在刺入穴位数秒后即出针，也可以留针数分钟至60分钟不等。既可以浅刺，针尖进入皮肤后即止，是为天部针法，也可以针深至骨膜，是为地部针法，还可以针停在皮下至骨膜之间，中病则止，是为人部针法。

　　壮医针刺手法非常讲究押手和刺手的手法及功力，临床应用时要借助腕臂的力量和拇指、食指、中指的合力并发力于指端，快速而又稳准地刺入，使针体轻巧而无痛楚地刺入穴位。因此施针时讲究聚精会神，意守丹田。在平时，需练就运气的技巧以及拇指、食指、中指三指的功力，行刺时，运气于指，气注于针而行于穴，只有这样，才能事半功倍。而使用这种指力和运气的技巧，必须循序渐进，随着不断地进行临床实践和勤奋地练习使针感逐渐增强，慢慢即可得心应手。

　　壮医针刺的基本手法有轻手法、中手法、重手法三种。其中轻手法包括浅刺和挑刺手法；中手法包括直刺术，即一般的针刺手法；重手法包括动刺术、多针术、复针术、半刺术、刺血术。其基本特点，一般来说就是轻病轻手法，重病重手法；病急快针，病缓留针；外感挑刺，内病针刺；

瘀病叩刺，重病刺血。临床可根据病情变化，灵活运用。

实施壮医针刺手法的操作过程，壮医也称为针术，即是指将针刺入穴位或病灶点的方法，是使用不同的进针操作方法的过程，主要能起到针刺及其不同手法刺激所产生的特有作用和功效。常用的壮医针刺手法有六种。

1. 直刺术

直接将针刺入穴位或病灶点，在刺入过程中和进针后直至将针拔出均不使用任何手法的一种方法，称为直刺术，也叫直刺法。这是壮医针刺最常用的针刺手法之一，可用于治疗一般疾病。

2. 环针术

先在环穴的某一穴位点上进针，用直刺术刺入一定的深度后留置，然后依据顺时针方向循环取穴，分别在相距不同的时刻处再针 2~3 针，构成环针术。环针术比散列的多针有较好的疗效，这也是壮医针刺常用的针刺术之一，壮医临床上常用于大部分疾病的施针治疗。

3. 动刺术

将针刺入穴位或病灶点后，反复不停地以进针、退针的方法使针上下频频活动，使针像啄木鸟啄木食虫的动作那样运针，因此壮族民间也称为啄木刺术，壮医叫动刺术，也叫动刺法。壮医动刺术临床主要用于治疗各种原因引起的发热、肿胀、疼痛性疾病。

4. 多针术

将数支针刺入穴位或病灶点，可以同时刺入也可以依次刺入，刺入后留置 15 分钟至数十分钟的方法称为多针术。壮医多针术临床主要用于治疗各种原因引起的疼痛性疾病。

5. 复针术

复针术是指将针刺入一定深度后迅速拔出，然后又重新刺入，再迅速拔出，依此方法反复多次刺入、拔出的针刺方法。壮医复针术临床主要用于外伤引起的局部肿胀或一些有皮肤结节、硬块的疾病，多以局部部位为治疗点施针。

6. 半刺术

将针刺入地部一定的深度后，稍放置一定时间（1~15 分钟不等，依据病情需要），然后将针提出一半（达到人部）再放置15分钟左右，或先针入人部一定时间（1~15分钟不等，依病情而定），然后刺入至地部一定的深度，再放置15分钟左右，这种针刺方法称为半刺术。壮医半刺术临床主要用于治疗毒虚夹杂疾病。

第二节　壮医针刺的处方原则

壮医认为，针刺治病的最高境界是一穴多用而非一病多穴，因此壮医针刺处方用穴常使用非常简单而功能多专的穴位。

壮医针刺"天圆地方"的处方原则也称穴位配伍使用原则，是依据壮医天、人自然观和三气同步理论而设的，是壮医针刺实践经验的总结。

壮族先民在生产和生活实践过程中，发现恒动的物体都是圆的，圆的物体使用面积最大，而方的物体则最稳固，所以在生活中所做的桌子大部分桌面都是圆的，然后在四个方位上做四个脚，即是方的，以之来固定圆桌。由于认知的局限，壮族先民还认为，天是圆的，所以天是不停运动的，而地（实际上是地球）是相对稳定的，所以是方的。

壮医针刺学认为，人体也是一个大圆，也可以分天、地、人三部，天为圆，地为方，故可以在人这个大圆中以四方的形式选取4个不同方位的穴位作为一组治疗疾病用穴。"天圆"，即依据疾病的不同，在天、地、人三部的任何一部先选择1个穴位，然后再依据"地方"，在天、地、人三部选择3个穴位，叠加成4个穴位。也可以在局部以"天圆地方"的方法选取4个不同方位的穴位组成地方，作为一组治疗用穴，如环穴，可以在3、6、9、12四个时刻点的方位或相对应的时刻点方位配伍取穴。

壮医针刺取穴的"天圆地方"学说，是根据天、人自然观和三气同步理论以及自然规律变化，对一定层次天地能量运化过程和生命规律的影响而产生的，所阐述的是壮医针刺取穴的处方原则是以圆为天、以方为地的取穴治疗原则。壮医"天圆地方"学说认为：整个天体是一个大圆，不停地运动着，而人的整体也是一个大圆，可以在这个大圆中以四方的形式选取4个不同方位的穴位为一组穴位治疗疾病，也可以在局部以"天圆地方"的方法，选取4个不同方位的穴位作为一组治疗用穴，如环穴，可以在3、

6、9、12 四个时间点的方位或相对应的时间点方位配伍取穴进行治疗。

壮医认为，天地间的万事万物都是从无到有的，人体的壮气和天、地之间的能量变化有着非常密切的联系，天、地之间的能量变化影响人体壮气的消长。大自然的变化，即天、地之间的能量变化随着四季更替而发生变化时，自然界的生命现象就会随着季节的变化出现不同的表现。例如，当春天来临的时候，代表着东方七宿的属性为木的能量来临，万物复苏，气候变暖，种子发芽，植物吐绿叶，万物生长，自然界的一切生命都被这种能量唤醒，进入新的生长周期，获取和积累新的能量，以便更好地进入新一轮"春生、夏长、秋收、冬藏"的四季更替，获取更多、更好的能量积累，促进生长、发育、成熟。一年四季，周而复始。人体生命的健康状态也会随着四季的能量变化而受到不同程度的影响，春华秋实，人体的壮气也在四季更替中进行能量积累和循环更替。壮医针刺的处方原则正是借助这一年四季的变化规律，在人体上选取一组四穴的配穴方法进行防病治病的临床应用，进一步夯实了"天圆地方"配穴原则的理论依据。

而天、地自然的能量变化规律对人的生命规律状态下能量变化的影响，古人称为天时。由于天之气主降，地之气主升，即是当从天而降的能量到来时，地上万物即被唤醒，发芽、生长，气升而迎接天之气，人气则中和，天、地、人三气同步，这也是相应季节的开始。由于这种能量 60 年一轮回，周而复始，如环无端，故古人称之为"天圆"。同时，古人在谈及方位时都习惯用四面八方来描述，故也称"地方"。因此，"天圆地方"实际就是时间和空间的概念。此外，由于日月星辰等作为"天"都是在周而复始、永无休止地运动的，好似一个闭合的圆球在不停地滚动且变幻无穷。而承载着人的"地"却默默无闻、生生息息，给人赋予生命和物质，由于方形的物体非常安稳，人们都需要一个安稳的"家"，故都期盼"地"是方的，于是就大胆设想"地"是方的，"天圆地方"的概念便由此产生。

壮医针刺治疗的选穴配伍处方原则就是依据"天圆地方"的时间和空间概念，也就是宇宙之间天地万物的不停运转和人的关系，来表述壮医针刺处方取穴的基本特点。即"天圆"体现出变化和灵活，可以在身体的任何部位取穴。而"方"的意思是体现承载和稳定，不动的意思，在局部取穴时，每组穴位可以选取 4 个穴位为一组，是为"地方"。当然，也有选取 3 个穴位为一组的，虽然不为"方"，但也相对稳固。故壮医针刺所说的"天圆地方"，既不是形状，也不是几何图形，而是一种恒动与相对恒定的统一，是在恒动中寻找能使身体达到相对恒定的穴位点，这一取穴方法非常灵活、机动而且有效，是壮医针刺治疗处方取穴的基本原则。

第三节　壮医针刺的"8"字环针法

壮医针刺的"8"字环针施针方法简称"8"字环针法，是壮医针刺学的重要治疗方法，也是壮医针刺手法最有特色的针刺方法之一。

"8"字环针法是依据天人自然观和三气同步理论，在"天圆地方"配伍选穴的基础上，具体运用于临床实施按穴位顺序针刺的治疗方法。"8"字环针法的实施一般先从左到右（以患者为对象）、从上到下，然后从右到左，在另一方向，逆返而上到右侧回来。具体来说，依"8"字的书写方法，从左上开始，即从左上起针，顺时针往右下，在右下侧穴位施针；然后逆时针到左下，在左下侧的穴位施针后，再逆时针而上，与从左而下的环线有一个交叉点，这个交叉点可依据病情需要施针或不施针，然后继续往上到达右上穴位施针点。如果还有其他选穴，继续重复以上操作。这就是壮医针刺的"8"字环针法的具体实施方法。

壮医认为，人之气为壮气，是维护人体健康之气，依赖于天、地之气的相互作用和三道、两路的正常运行才能完成其养藏，而三气同步运行及嘘勒（气血）的正常输布又需要壮气的引领。嘘勒（气血）在全身的流动与输布是有规律可循的，在壮气的引领下运行于龙路、火路中，依靠天、地、人三气同步运行濡养全身，维护人体的健康。壮气的运行既着重于循行路线又不为循行路线所局限，而是与龙路、火路相互依赖密布全身的。同时壮气在人体内依据天、地、人三气进行升降、出入，贯彻上、下、内、外机能变化的多样性。在这样的循环传输中，人体上和下、左和右、躯干和四肢之间形成了相互对应的关系。正是因为这种对应关系，使病候的反应和临床的治疗有一定的规律可循，成为壮医针刺临床运用上、下对应和左、右对称取穴原则的理论依据。

人体的壮气有赖于天、地、人三气的化生和养藏。三气同步运行的循行规律是固定的，即地气主升，天气主降，人气主和；地气、天气一升一降，与人气相柔和，依从"8"字循环，使人体气血运行处于平衡状态，即健康状态。而壮医针刺所使用的"8"字环针法则是根据患者的机体状态而采用的，所针刺的穴位与针法存在着密切的关系：壮医针刺就是使患者不变的穴位，通过"8"字环变的针法，引导壮气以天→人→地然后又以地→人→天运行，协调三气同步，激发不同穴位的特异作用，活跃人体气血的运行，使穴位从静态化为动态作用，从而使机体的气血均衡。而"8"字环针法针刺则是这些穴位的激活剂，巧妙地把穴位之气传给"巧坞"（大脑），使"巧坞"（大脑）迅速作出反应，引动身体的壮气，引导三气相互协调，进行同步运行。

从人体平衡力学、人体垂直力学和人体交叉力学的角度看，可以了解壮医针刺"8"字环针法运用人体这三种力学的巧妙和精准。人体以脊柱为中轴线，两侧肌肉、骨骼、神经均呈对称，两侧肌力也属于对称平衡力，称为人体平衡力；由头顶向下至脚、由两肩至脚、由腰肌至脚、由臀肌至脚等由上至下的惯穿力量称为人体垂直力；由右肩（左肩）经左腰（右腰）至左脚（右脚），或由右肩（左肩）经右腰（左腰）至左脚（右脚），由上至下、由左至右、由右至左的一种交叉力称为人体交叉力。如人体走路活动时的形态，是右手连动左脚、左脚连动右手的，即右手向前摆动时左手就向后，右手向后摆动时左手就向前；右脚向前移动时左脚就在后，右脚向后移动时左脚就在前，这就是人体结构的动态工程；而垂直力学和交叉力学则在动态工程中随时随地平衡着人体的前后、左右、上下和里外。所以在临床中，如果出现左肩关节有功能障碍时，右脚膝关节也会出现一些相关的疾病信号相伴；如果左手腕关节有移位形态，那么在人体的右脚踝关节也会出现一些疾病信号相随，如局部肌筋紧张或劳损等。右手、左足则依此类推。壮医针刺的"8"字环针法正是人体这三种力学在壮医针刺学中的科学运用及其功能的延续和发挥。

壮医针刺手法、壮医的环穴和经验穴以及患者的机体状态，是壮医针刺学中的三个主要环节，而壮医针刺的"8"字环针法又是使三者有机结合的重要因素，可以称之为壮医针刺作用的枢纽。壮医针刺对针刺手法的总要求讲的是心明手巧，机动灵活，既可以依天、人、地或地、人、天的顺序，也可以依人、地、天或人、天、地的顺序进行用针，即达到"随应而动，和之者若响，随之者若影"的境界。

"8"字环针法是"天圆地方"处方原则和环针术的延伸，是壮医针刺的经纬，"8"字环针法比散列的多针取穴法有更好的临床疗效。

首先，以环穴为"天圆"——在环上取穴，3~4穴并取——"地方"，"天圆"能使局部治疗范围无限放大，治疗作用像一个圆球一样从局部向外扩散至机体全身；"地方"，方则稳固，能使疾病平稳，不再发展，即疗效稳定。环形连续刺激效应较强，传导影响大，以环形扩散传播。此外，三环或四环环穴同时刺激，协同作用增强，相互作用扩大，因此疗效增大。

其次，"8"字环针法能把身体所需的壮气通过针刺穴位的刺激和引动，经过火路巧妙地传给"巧坞"（大脑），使"巧坞"（大脑）迅速做出反应，引动身体的壮气，引导三气相互协调，进行同步运行和"三道两路"功能的快速运行。这种协调调动及运行是针对疾病的状态或病所，有目的地给予机体的调节机制以援助和引导，使机体的内在自愈系统充分地发挥作用，机体的气血得以均衡，脏腑功能得以恢复正常运行。机体的自然自愈力得到了激活和增强，可以促使病情向痊愈方向转归，从而达到防病和治病的目的。

第五章　天部穴位

根据壮医理论并结合壮医临床应用、民间针刺传承的经验，人体的上部包括头部、面部、上肢、颈肩部的穴位，都属于天部穴位（图21）。

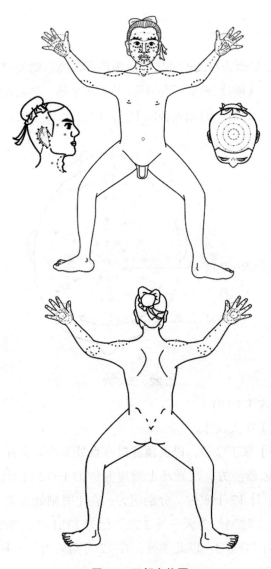

图 21　天部穴位图

第一节　头部穴位

头部穴位包括头部环穴和头部经验穴。

一、头部环穴

（一）天环穴（TTh）

天环穴主要是指头顶部的环穴，以头顶部最高点处为中心，依次旁开1横指、2横指、3横指分别作同心环，共有3个环，然后在每个环上对应时钟的1~12时刻，每个时刻处各取1个穴位，计36个穴位（图22）。

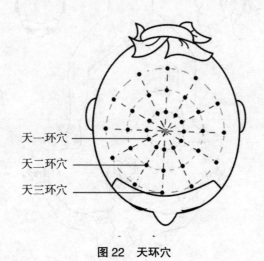

天一环穴 ————

天二环穴 ————

天三环穴 ————

图 22　天环穴

1. 天一环穴（TTh1）

【穴位位置】在头顶部。

【取穴方法】取正坐位，以头顶部最高点处为中心旁开1横指作一圆环，医者位于患者前方，在圆环上对应时钟的1~12时刻，每个时刻处各取1个穴位，计12个穴位。分别记为：在1时刻处为天一环1穴，记为TTh1-1；在2时刻处为天一环2穴，记为TTh1-2；在3时刻处为天一环3穴，记为TTh1-3。以此类推，在12时刻处为天一环12穴，记为TTh1-12。（图23）

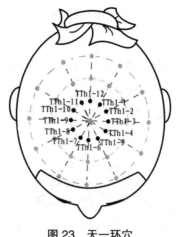

图 23　天一环穴

【主治病症】本组穴位位居天宫之上，善通传"巧坞"（大脑）之令，有开窍醒神的功效，善通达龙路、火路。临床多用于治疗头痛、失眠、眩晕、中风、神经衰弱、癫痫、更年期综合征及躯干、四肢的其他疾病等。

TTh1-1（TTh1-11）：头痛、失眠、眩晕、痴呆、神经衰弱、半身不遂。

TTh1-2（TTh1-10）：头痛、失眠、眩晕、痴呆、神经衰弱、半身不遂、小便不利、遗精、阳痿。

TTh1-3（TTh1-9）：头痛、失眠、眩晕、痴呆、健忘、神经衰弱、更年期综合征、癫狂、痫症、半身不遂、大脑发育不全、小便不利、遗精、阳痿。

TTh1-4（TTh1-8）：头痛、失眠、眩晕、痴呆、健忘、神经衰弱、偏瘫、小便不利、遗精、阳痿。

TTh1-5（TTh1-7）：头痛、失眠、眩晕、痴呆、健忘、神经衰弱。

TTh1-6：头痛、失眠、眩晕、痴呆、健忘、癫狂、痫症、半身不遂、大脑发育不全、小儿惊风、下胸椎及腰椎疼痛。

TTh1-12：头痛、失眠、眩晕、痴呆、健忘、癫狂、痫症、偏瘫、大脑发育不全、小儿惊风、上胸椎及颈椎疼痛。

【针刺手法】直刺或斜刺，直刺入 0.1~0.3 寸，也可根据疾病的情况往不同方向斜刺入 0.8~1 寸。

2. 天二环穴（TTh2）

【穴位位置】在头顶部。

【取穴方法】取正坐位，以头顶部最高点处为中心旁开 2 横指作一圆环，医者位于患者前方，在圆环上对应时钟的 1~12 时刻，每个时刻处各取 1 个穴位，计 12 个穴位。分别记为：在 1 时刻处为天二环 1 穴，记为 TTh2-1；在 2 时刻处为天二环 2 穴，记为 TTh2-2；在 3 时刻处为天二环 3 穴，记为 TTh2-3。以此类推，在 12 时刻处为天二环 12 穴，记为 TTh2-12。（图 24）

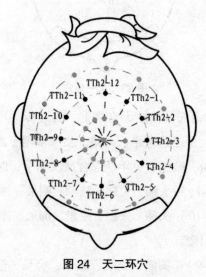

图 24 天二环穴

【主治病症】本组穴位位居天宫之上，善通传"巧坞"（大脑）之令，有开窍调神的功效，善通达龙路、火路。临床多用于治疗头痛、失眠、健忘、眩晕、五官疾病、神经衰弱等。

TTh2-1（TTh2-11）：头痛、头晕、目眩、目赤肿痛、视物不清、小便不利、遗精。

TTh2-2（TTh2-10）：头痛、头晕、目眩、鼻塞、流涕、鼻渊、鼻出血、肩臂疼痛、半身不遂。

TTh2-3（TTh2-9）：头痛、头晕、目眩、癫狂、痫症、大脑发育不全。

TTh2-4（TTh2-8）：头痛、头晕、耳鸣、鼻塞、下肢疼痛麻木。

TTh2-5（TTh2-7）：头痛、头晕、小便不利、遗精、阳痿。

TTh2-6：头痛、头晕、目眩、大脑发育不全、腰骶部疼痛。

TTh2-12：头痛、头晕、目眩、鼻塞、流涕、鼻渊、失眠、狂躁。

【针刺手法】直刺或斜刺，直刺入 0.1~0.3 寸，也可根据疾病的情况往不同方向斜刺入 0.8~1 寸。

3. 天三环穴（TTh3）

【穴位位置】在头顶部。

【取穴方法】取正坐位，以头顶部最高点处为中心旁开 3 横指作一圆环，医者位于患者前方，在圆环上对应时钟的 1~12 时刻，每个时刻处各取 1 个穴位，计 12 个穴位。分别记为：在 1 时刻处为天三环 1 穴，记为 TTh3-1；在 2 时刻处为天三环 2 穴，记为 TTh3-2；在 3 时刻处为天三环 3 穴，记为 TTh3-3。以此类推，在 12 时刻处为天三环 12 穴，记为 TTh3-12。（图 25）

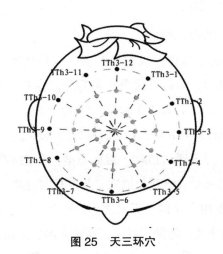

图 25　天三环穴

【主治病症】本组穴位位居天宫之上，善通传"巧坞"（大脑）之令，有开窍宁神的功效，善通达龙路、火路。临床多用于治疗头痛、失眠、健忘、眩晕、头面五官疾病、神经衰弱、更年期综合征、四肢病症、颈椎病、颈肩综合征、腰腿痛等。

TTh3-1（TTh3-11）：头痛、眩晕、痴呆、大脑发育不全、心悸、半身不遂。

TTh3-2（TTh3-10）：头痛、眩晕、目赤肿痛、耳鸣、耳聋、上肢活动不利。

TTh3-3（TTh3-9）：头痛、眩晕、耳鸣、耳聋、言语不利、呕吐、小儿惊风、疟腮。

TTh3-4（TTh3-8）：头痛、眩晕、耳鸣、耳聋、言语不利。

TTh3-5（TTh3-7）：头痛、眩晕、颈项强痛、视物不清。

TTh3-6：头痛、眩晕、颈项强痛、尾椎疼痛、视物不清、大脑发育不全、痴呆。

TTh3-12：头痛、头晕、目眩、失眠、狂躁、目赤肿痛、鼻塞、流涕、鼻渊、鼻出血、膀胱疾病、生殖器官疾病。

【针刺手法】直刺或斜刺，直刺入 0.1~0.3 寸，也可根据疾病的情况往不同方向斜刺入 0.8~1 寸。

（二）耳环穴（TEh）

【穴位位置】在头部两侧。

【取穴方法】取正坐位，以左耳为例。以外耳郭分别向前和向后使其紧贴头皮形成投影，然后以这个投影为环，在左耳圆环上对应时钟的 1~12 时刻，每个时刻处各取 1 个穴位，计 12 个穴位。分别记为：在 1 时刻处为耳环 1 穴，记为 TEh-1；在 2 时刻处为耳环 2 穴，记为 TEh-2；在 3 时刻处为耳环 3 穴，记为 TEh-3。以此类推，在 12 时刻处为耳环 12 穴，记为 TEh-12。右耳参照左耳记位取穴，与左耳穴位成一镜像（图 26）。

【主治病症】本组穴位位于天宫之旁，环绕耳窍，有聪耳通窍、疏肝利胆、消肿止痛的功效，能健运谷道，通达龙路、火路，临床上多用于治

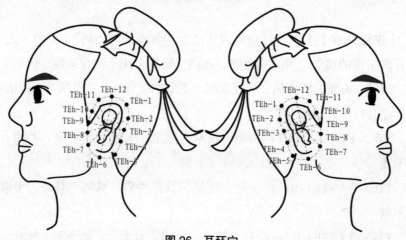

图 26　耳环穴

疗头痛、耳鸣、耳聋、疟腮、失眠、面瘫、三叉神经痛等。

TEh-1：头痛、偏头痛、耳鸣、耳聋、耳痛、面肿、疟腮、目翳。

TEh-2：头痛、偏头痛、耳鸣、耳聋、耳痛、小儿惊风。

TEh-3：头痛、偏头痛、耳鸣、耳聋、小儿惊风、呕吐、泄泻。

TEh-4：头痛、偏头痛、耳鸣、耳聋、小儿惊风、呕吐、泄泻。

TEh-5：耳鸣、耳聋、面瘫、疟腮、项强、瘰疬、失眠。

TEh-6：耳鸣、耳聋、面瘫、项强、疟腮、瘰疬。

TEh-7：耳鸣、耳聋、面瘫、疟腮、面痛、齿痛。

TEh-8：耳鸣、耳聋、聤耳、耳部流脓、三叉神经痛、齿痛、颞下颌关节痛、面瘫。

TEh-9：耳鸣、耳聋、聤耳、耳部流脓、三叉神经痛、齿痛、颞下颌关节痛、失声、癫痫。

TEh-10：耳鸣、耳聋、面痛、面瘫、疟腮、头痛、偏头痛、头晕。

TEh-11：头痛、偏头痛、耳鸣、耳聋、齿痛、目赤肿痛、小儿惊风、呕吐、泄泻。

TEh-12：头痛、偏头痛、齿痛、目赤肿痛、目翳、小儿惊风、呕吐、泄泻。

【针刺手法】直刺或斜刺，直刺入 0.1~0.3 寸，也可根据疾病的情况往不同方向斜刺入 0.8~1 寸。

二、头部经验穴

（一）天宫穴（TTg）

【穴位位置】在头顶部。

【取穴方法】取正坐位，在头顶部最高点处取穴，记为 TTg，计 1 个穴位（图 27）。

【主治病症】头痛、心悸、失眠、健忘、眩晕、高血压、低血压、中风及中风后遗症、神经衰弱、更年期综合征、宿醉、痔疮等。

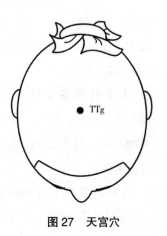

图 27　天宫穴

【针刺手法】直刺入 0.2~0.5 寸，也可根据疾病的情况往不同方向斜刺入 0.8~1 寸（往后刺可以治疗实证腰骶痛），也可用一次性针头或三棱针点刺出血。

（二）山前门穴（TSqm）

【穴位位置】在额头两侧部。

【取穴方法】取正坐位或仰卧位，在头部额角前发际处取穴，记为 TSqm，左、右侧各 1 个穴位（图 28）。

【主治病症】感冒、头痛、见风流泪、视物不清以及面部痉挛、疼痛、面瘫等。

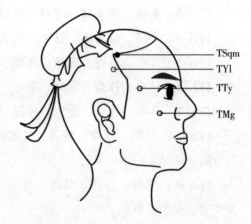

图 28　山前门穴

【针刺手法】平刺入 0.5 寸，也可根据疾病的情况往不同方向斜刺入 0.5~1 寸。

（三）太阳穴（TTy）

【穴位位置】在头部前额两侧。

【取穴方法】取正坐位或仰卧位，在前额两侧、眉梢到耳朵之间，用手触摸最凹陷处取穴，记为 TTy，左、右侧各 1 个穴位（图 29）。

【主治病症】感冒、头痛、偏头痛、眩晕、失眠、目赤肿痛、视物不清、口眼歪斜、牙痛、眼睛疲劳等。

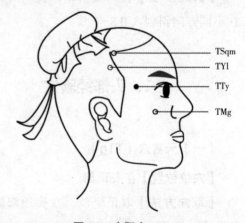

图 29　太阳穴

【针刺手法】直刺或斜刺，直刺入 0.3~0.5 寸，也可根据疾病的情况往不同方向斜刺入 0.8~1 寸，或用一次性针头或三棱针点刺出血。

（四）月亮穴（TYl）

【穴位位置】在头部两颞侧。

【取穴方法】取正坐位或仰卧位，在头部两颞部咬牙颞肌隆起最高处取穴，记为 TYl，左、右侧各 1 个穴位（图 30）。

【主治病症】感冒、头痛、偏头痛、眩晕、失眠。

【针刺手法】平刺入 0.5 寸，也可根据疾病的情况往不同方向斜刺入 0.5~1 寸。

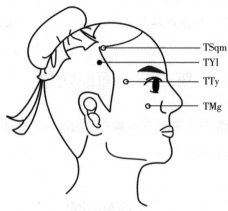

图 30　月亮穴

（五）山脚穴（TSj）

【穴位位置】在头后部。

【取穴方法】取正坐位或俯卧位，在头后部颈项上发际处、两乳突后方凹陷处取穴，记为 TSj，左、右侧各 1 个穴位（图 31）。

【主治病症】感冒、头痛、眩晕、目赤肿痛、中风、口眼歪斜、瘿气、颈项强痛、落枕等。

【针刺手法】直刺或斜刺入 0.3~0.5 寸，或用三棱针点刺出血。

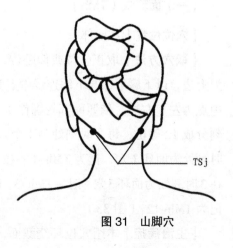

图 31　山脚穴

（六）耳峰穴（TEf）

【穴位位置】在头部两耳耳廓的上方。

【取穴方法】取正坐位或仰卧位，在耳廓上方最高处取穴，记为 TEf，左、右耳朵各 1 个穴位（图 32）。

【主治病症】头痛、偏头痛、高血压、目赤肿痛、急性结膜炎、角膜炎等。

【针刺手法】用三棱针点刺出血。

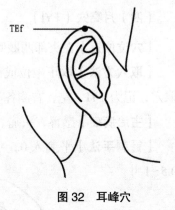

图 32 耳峰穴

第二节 面部穴位

面部穴位有面部环穴和面部经验穴。面部环穴包括面环穴、眼环穴、鼻环穴和口环穴 4 个环穴。

一、面部环穴

（一）面环穴（TMh）

【穴位位置】在面部。

【取穴方法】取正坐位或仰卧位，以两眉心中点与前额发际连线中点为上边，以下唇下缘与下颌连线中点为下边，左、右各取鼻翼与耳屏连线中点为左、右边，依照面部轮廓作 1 个圆环，在圆环上按时钟的 1~12 时刻分成 12 等份，每个时刻处为 1 个穴位，共 12 个穴位。分别记为：在 1 时刻处为面环 1 穴，记为 TMh-1；在 2 时刻处为面环 2 穴，记为 TMh-2；在 3 时刻处为面环 3 穴，记为 TMh-3。以此类推，在 12 时刻处为面环 12 穴，记为 TMh-12。（图 33）

【主治病症】本组穴位环绕颜面，能舒筋散结、通窍宁神、通达"三道两路"，临床上多用于治疗谷道、龙路、火路的病症。

TMh-1、TMh-11：头痛、眩晕、失眠、焦虑、目痛、眼睑瞤动、视物

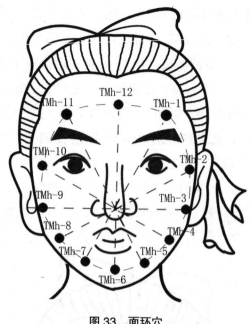

图 33　面环穴

不清、迎风流泪。

TMh-2、TMh-10：偏头痛、眩晕、失眠、目赤肿痛、眼睑瞤动、视物不清。

TMh-3、TMh-9：耳鸣、耳聋、颞下颌关节痛、面瘫、肝虚、胆结石、胆囊炎等。

TMh-4、TMh-8：面瘫、痄腮、齿痛、三叉神经痛、颞下颌关节痛、颈项强痛。

TMh-5、TMh-7：牙关紧闭、面瘫、痄腮、齿痛。

TMh-6：面瘫、齿痛、口舌生疮、口角流涎、癫痫、月经后期。

TMh-12：头痛、头晕、失眠、焦虑、高血压、鼻炎、目赤肿痛、小儿惊风、面瘫、颈腰疼痛。

【针刺手法】直刺或斜刺，直刺入 0.2~0.5 寸，也可根据疾病的情况往不同方向斜刺入 0.8~1 寸。

（二）眼环穴（TYh）

【穴位位置】在面部。

【**取穴方法**】取正坐位或仰卧位，左、右眼各有 1 个环。在眼睛上方
沿眉毛上缘，下方沿眼眶下缘，外侧沿目外眦后方凹陷处，内侧沿目内眦
内缘作一圆环。在左眼圆环按时钟 1~12 的时刻分成 12 等份，每个时刻
处为 1 个穴位，共 12 个穴位。分别记为：在 1 时刻处为左眼环 1 穴，记
为 TYh-1；在 2 时刻处为左眼环 2 穴，记为 TYh-2；在 3 时刻处为左眼环 3
穴，记为 TYh-3。以此类推，在 12 时刻处为左眼环 12 穴，记为 TYh-12。
右眼参照左眼记位取穴，与左眼穴位成一镜像。双眼共计 24 个穴位。左、
右眼环穴（TYh-3）分别与面环穴 2 穴、10 穴（TMh-2、TMh-10）相重叠，
左、右眼环穴（TYh-9）分别与鼻环穴 1 穴、11 穴（TBh-1、TBh-11）相
重叠。（图 34）

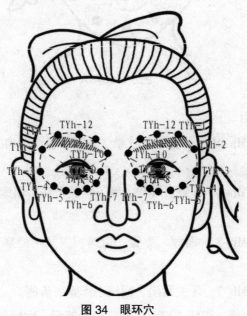

图 34　眼环穴

【**主治病症**】本组穴位环眼，具有明目退翳、通路消肿散结的功效，
临床上多用于治疗头痛、眼病等。

TYh-1：头痛、目眩、目赤肿痛、眼睑眴动、视物不清。

TYh-2：头痛、目眩、目赤肿痛、眼睑眴动、视物不清、癫痫。

TYh-3：偏头痛、目赤肿痛、视物不清、畏光、眼睑眴动、眩晕、失眠。

TYh-4：目赤肿痛、视物不清、眼睑眴动、口眼歪斜。

TYh-5：目赤肿痛、视物不清、眼睑眴动、口眼歪斜。

TYh-6：目赤肿痛、视物不清、眼睑瞤动、口眼歪斜。

TYh-7：目赤肿痛、视物不清、眼睑瞤动、口眼歪斜。

TYh-8：目赤肿痛、视物不清、眼睑瞤动、口眼歪斜、迎风流泪、鼻塞、流涕。

TYh-9：目赤肿痛、视物不清、迎风流泪、眼睑瞤动、前头痛、眩晕、失眠、焦虑。

TYh-10：目赤肿痛、视物不清、眼睑瞤动、面瘫、眉棱骨痛、头痛、呃逆。

TYh-11：目赤肿痛、视物不清、眼睑瞤动、眉棱骨痛、面瘫。

TYh-12：目赤肿痛、视物不清、眼睑瞤动、眼睑下垂、眉棱骨痛、面瘫。

【针刺手法】直刺或斜刺，直刺入 0.2~0.3 寸，也可根据疾病的情况往不同方向斜刺入 0.5~1 寸。

（三）鼻环穴（TBh）

【穴位位置】在面部。

【取穴方法】取正坐位或仰卧位，以鼻子为中心，上至鼻梁根部，下至鼻唇沟 1/2 处，左、右以鼻翼两侧为界，沿鼻环绕一周取穴，按时钟的 1~12 时刻分成 12 个等份，每个时刻处为 1 个穴位，共 12 个穴位。分别记为：在 1 时刻处为鼻环 1 穴，记为 TBh-1；在 2 时刻处为鼻环 2 穴，记为 TBh-2；在 3 时刻处为鼻环 3 穴，记为 TBh-3。以此类推，在 12 时刻处为鼻环 12 穴，记为 TBh-12。（图 35）

【主治病症】本组穴位环绕鼻周，具有通利鼻窍、通气道和火路、解疲劳的功效，临床上多用于治疗肺部疾病、鼻病、抗疲劳等。

TBh-1、TBh11：头痛、眼睛疲劳、犯困、鼻炎、鼻塞、流涕、鼻渊。

TBh-2、TBh10：疲劳、困倦、鼻炎、鼻塞、流涕、鼻渊。

TBh-3、TBh9：鼻炎、鼻塞、流涕、鼻渊、疲劳、困倦。

TBh-4、TBh8：鼻炎、鼻窦炎、鼻塞、流涕、不闻香臭、鼻出血、鼻渊、鼻部疾病、感冒、牙痛、面瘫、面痛、痤疮、舌麻痹等。

TBh-5、TBh7：鼻炎、鼻塞、流涕、不闻香臭、鼻出血、面瘫、面痛、牙关紧闭、疲劳、困倦。

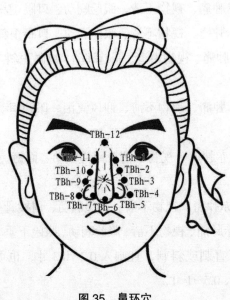

图35 鼻环穴

TBh-6：昏迷、晕厥、癫狂、痫症、鼻塞、流涕、鼻出血、惊风、牙关紧闭、闪挫腰痛、解酒、开窍。

TBh-12：鼻炎、鼻塞、流涕、鼻出血、感冒、头痛、头晕、失眠、三叉神经痛、高血压、鼻炎、眼部疾病、眼睛疲劳、困倦等。

【针刺手法】直刺或斜刺，直刺入 0.1~0.3 寸。

（四）口环穴（TKh）

【穴位位置】在面部。

【取穴方法】取正坐位或仰卧位，以上下嘴唇为中心，上至鼻唇沟中 1/2 处，下至唇下凹陷处，左右旁开嘴角半指为界，沿口唇外延环绕一周取穴，按时钟的 1~12 时刻分成 12 个等份，每个时刻处为 1 个穴位，共 12 个穴位。分别记为：在 1 时刻处为口环 1 穴，记为 TKh-1；在 2 时刻处为口环 2 穴，记为 TKh-2；在 3 时刻处为口环 3 穴，记为 TKh-3。以此类推，在 12 时刻处为口环 12 穴，记为 TKh-12。（图 36）

【主治病症】本组穴位环绕口周，具有通利口窍、舒筋散结的功效，临床上多用于治疗晕厥、牙关紧闭、面瘫、言语不利等。

TKh-1、TKh-11：面瘫、口角歪斜、流涎、鼻炎、鼻塞、流涕、面痛、牙关紧闭。

TKh-2、TKh-10：面瘫、口角歪斜、流涎、鼻炎、鼻塞、流涕、面痛、牙关紧闭。

TKh-3、TKh-9：面瘫、口角歪斜、流涎、齿痛颊肿、面痛、言语不利。

TKh-4、TKh-8：肾亏、腰痛、阳痿、遗精、早泄、闪腰、头晕、面瘫、口角歪斜、流涎、虚劳、咳嗽、气喘。

TKh-5、TKh-7：头晕、疲乏、肾亏、腰痛、面瘫、口角歪斜、流涎、呃逆、咳嗽、气喘。

TKh-6：面瘫、牙痛、牙出血、流涎、口舌生疮。

TKh-12：昏迷、晕厥、癫狂、痫症、中暑、鼻塞、流涕、鼻出血、牙痛、谵语、高热不退、惊风、牙关紧闭、闪挫腰痛、消渴病、水肿等。

【针刺手法】直刺或斜刺，直刺入 0.2~0.3 寸，也可根据疾病的情况往不同方向斜刺入 0.5~1 寸。

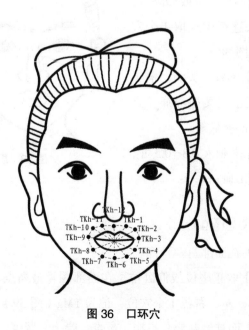

图36 口环穴

二、面部经验穴

（一）安眠三穴（TAms）

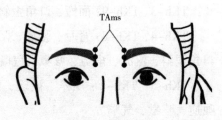

图 37 安眠三穴

【穴位位置】在面部眉毛内侧端。

【取穴方法】取正坐位或仰卧位，在前额部沿眉毛内侧端边缘上、中、下各取 1 个穴位，共 3 个穴位，记为 TAms（图 37）。

【主治病症】失眠、心悸、脾气急躁等。

【针刺手法】直刺入 0.2~0.3 寸。

（二）眉心穴（TMx）

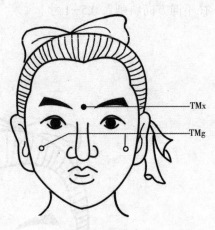

图 38 眉心穴

【穴位位置】在面部眉毛内侧端。

【取穴方法】取正坐位或仰卧位，在前额部两眉头连线中点取 1 个穴位，记为 TMx（图 38）。

【主治病症】感冒、头痛、前头痛、头晕、失眠、三叉神经痛、高血压、鼻炎、眼部疾病等。

【针刺手法】平刺入 0.3~0.5 寸，或用三棱针点刺出血。

（三）面骨穴（TMg）

【穴位位置】在面部两颧骨部。

【取穴方法】取正坐位或仰卧位，在面部颧骨最高点正下方，压之有胀痛感部位取穴，左、右各 1 个穴位，记为 TMg（图 39）。

【主治病症】面神经麻痹、齿痛、鼻炎、腰痛、肾炎、肾结石等。

【针刺手法】直刺入 0.2~0.3 寸。

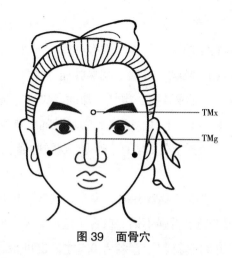

图 39　面骨穴

第三节　颈项部穴位

一、颈项部环穴

颈项部上有 1 个环穴，即喉环穴（THh）。

【穴位位置】在颈前部。

【取穴方法】取正坐位或仰卧位，以颈前部喉结最高点处为中心，旁开 2 横指作一圆环，在圆环上按时钟的 1~12 时刻分成 12 等份，每个时刻处为一个穴位，共 12 个穴位。分别记为：在 1 时刻处为喉环 1 穴，记为 THh-1；在 2 时刻处为喉环

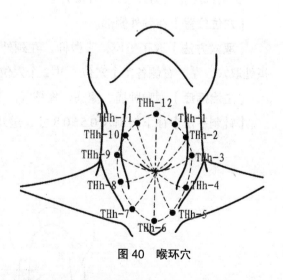

图 40　喉环穴

2 穴，记为 THh-2；在 3 时刻处为喉环 3 穴，记为 THh-3。以此类推，在 12 时刻处为喉环 12 穴，记为 THh-12。（图 40）

【主治病症】本组穴位位于天部，是气道通顺的要塞，具有通利气道、消肿散结止痛的功效，临床上多用于治疗咳嗽、气喘、咽喉肿痛、瘿气等

病症。

THh-1、THh-11：咳嗽、气喘、咽喉肿痛、瘿气、瘰疬、失声。

THh-2、THh-10：咳嗽、气喘、咽喉肿痛、瘿气、瘰疬、失声。

THh-3、THh-9：咽喉肿痛、瘿气、瘰疬、失声、梅核气。

THh-4、THh-8：咳逆上气、呃逆、咽喉肿痛、瘿气、瘰疬、失声。

THh-5、THh-7：咳逆上气、喘息、呃逆、咽喉肿痛、瘿气、瘰疬、失声、颈项强痛。

THh-6：咳嗽、哮喘、咽喉肿痛、失声、瘿气、梅核气。

THh-12：舌根挛急、舌强不语、口舌生疮、流涎、喉痹、咳嗽、哮喘。

【针刺手法】直刺或斜刺，直刺入 0.5 寸，也可根据疾病的情况往不同方向斜刺入 0.8~1 寸。

二、颈项部经验穴

颈项部经验穴为颈泉穴（TJq）。

【穴位位置】在颈外侧部。

【取穴方法】取正坐位，头微仰，在颈外侧部、喉结最高点旁开 4 横指处取穴，左、右侧各 1 个穴位，共 2 个穴位，记为 TJq（图 41）。

【主治病症】咽喉肿痛、瘰疬、梅核气。

【针刺手法】往下斜刺入 0.5~0.8 寸，避开颈动脉。

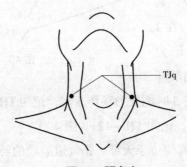

图 41　颈泉穴

第四节 手部穴位

手部穴位包括肩部、上臂、前臂、手和指部的穴位，主要由手部环穴和手部经验穴组成，分别为肩环穴、鹰嘴环穴、手背环穴、手心环穴和经验穴组成。

一、手部环穴

（一）肩环穴（TJh）

【穴位位置】在上臂部。

【取穴方法】取正坐位，在肩部，上为肩峰前下方凹陷处，下为三角肌止点处，前为腋前纹头，后为腋后纹头作一圆环。在左肩圆环上按时钟的 1~12 时刻分成 12 等份，每个时刻处为 1 个穴位，共 12 个穴位。分别记为：在 1 时刻处为肩环 1 穴，记为 TJh-1；在 2 时刻处为肩环 2 穴，记为 TJh-2；在 3 时刻处为肩环 3 穴，记为 TJh-3。以此类推，在 12 时刻处为肩环 12 穴，记为 TJh-12。右肩参照左肩记位取穴，与左肩穴位成一镜像（图 42）。

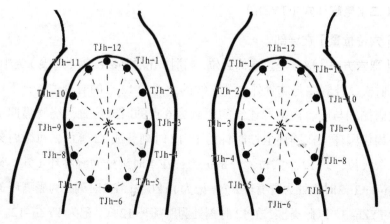

图 42 肩环穴

【主治病症】本组穴位位于肩臂上，有通路止痛、解诸毒、祛风止痒、消肿散结的功效，临床上多用于治疗颈项肩臂疼痛无力、蜂螯虫咬、皮肤过敏、食物或药物中毒、淋病、阴痒、眼病、耳病等。

TJh-1：肩臂疼痛、肩臂酸胀无力、半身不遂。

TJh-2：肩臂疼痛、肩臂酸胀无力、半身不遂、腰痛、肾结石、蜂螯虫咬、皮肤过敏、食物或药物中毒、淋病、阴痒等。常与 TJh-3 同时使用。

TJh-3：肩臂疼痛、半身不遂、耳聋耳鸣、腋下体臭、蜂螯虫咬、皮肤过敏、食物或药物中毒、淋病、阴痒等。常与 TJh-2 同时使用。

TJh-4：肩臂疼痛、半身不遂、瘰疬、目赤肿痛、视物不清、腋下体臭。

TJh-5：肩臂疼痛、半身不遂、颈项拘急。

TJh-6：肩臂疼痛、半身不遂、颈项拘急、瘰疬、目赤肿痛、视物不清。

TJh-7：肩臂疼痛、半身不遂、颈项拘急。

TJh-8：肩臂疼痛、半身不遂、颈项拘急。

TJh-9：肩臂疼痛、肩臂酸胀无力、半身不遂、颈项拘急。

TJh-10：肩臂疼痛、半身不遂、肩臂酸胀、下肢痿痹。

TJh-11：肩臂疼痛、半身不遂、肩臂酸胀无力、赤白带下、小腹疼痛。

TJh-12：肩臂疼痛、半身不遂、颈项拘急、瘰疬、瘿气、风疹瘙痒。

【针刺手法】直刺或斜刺，直刺入 0.5 寸，也可根据疾病的情况往不同方向斜刺入 0.8~1 寸。

（二）鹰嘴环穴（TYZh）

【穴位位置】在臂部。

【取穴方法】取正坐位或仰卧位，屈肘，在肘部以鹰嘴（肘尖）为中心，上以肘横纹外侧端与肱骨外上髁连线的中点为 12 点的时刻位置，下以肘横纹内侧端与肱骨内上髁连线的中点为 6 点的时刻位置，绕鹰嘴四个侧面一周作圆环，在圆环上按时钟的 1~12 时刻分成 12 等份，每个时刻处为 1 个穴位，共 12 个穴位。分别记为：在 1 时刻处为鹰嘴环 1 穴，记为 TYZh-1；在 2 时刻处为鹰嘴环 2 穴，记为 TYZh-2；在 3 时刻处为鹰嘴环 3 穴，记为 TYZh-3。以此类推，在 12 时刻处为鹰嘴环 12 穴，记为 TYZh-12。左、右肘各有 1 个圆环，右肘鹰嘴参照左侧记位取穴，与左肘鹰嘴环穴成一镜像（图 43）。

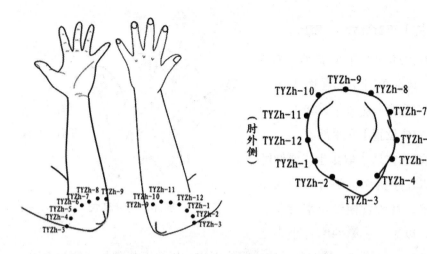

图 43 鹰嘴环穴

【主治病症】本组穴位主要有祛风除湿、解毒散热、化瘀散结、通路止痛、解脾土之热、清大肠经湿热以供天部阳热之气的功效，多用于治疗肘臂疼痛、高血压、咽喉肿痛、耳病等肺、脾、胃等脏腑病症。

TYZh-1：肘臂疼痛、肘臂酸胀无力、肘臂麻木。

TYZh-2：肘臂疼痛、肘臂酸胀无力。

TYZh-3：肘臂疼痛、肘臂酸胀无力、偏头痛、胁肋疼痛、耳鸣、耳聋、牙痛。

TYZh-4：肘臂疼痛、肘臂酸胀无力、肘臂麻木。

TYZh-5：肘臂疼痛、肘臂酸胀无力、肘臂麻木，小指、无名指麻胀。

TYZh-6：肘臂疼痛、颈项酸胀疼痛、肩臂疼痛麻木、瘰疬、耳鸣、耳聋、癔病、癫狂、尺神经麻痹、肋间神经痛等。

TYZh-7：肘臂疼痛、肘臂酸胀无力、肘臂麻木。

TYZh-8：肘臂疼痛、肘臂酸胀无力、肘臂麻木。

TYZh-9：肘臂疼痛、肘臂酸胀无力、偏头痛、胁肋疼痛。

TYZh-10：肘臂疼痛、肘臂酸胀无力、肘臂麻木。

TYZh-11：肘臂疼痛、肘臂酸胀无力、肘臂麻木。

TYZh-12：肘臂疼痛、肘臂酸胀无力、肘臂麻木、高血压、咽喉肿痛、牙痛、目赤肿痛、瘰疬、老人斑、皮肤粗糙、隐疹、荨麻疹等。

【针刺手法】直刺或斜刺，直刺入 0.5~1.2 寸，斜刺入 1~2 寸。

（三）手背环穴（TSBh）

手背环穴在手的背面，有 3
个环，共有 36 个穴位（图 44）。

1. 手背一环穴（TSBh1）

【穴位位置】在手部。

【取穴方法】取正坐位或仰卧
位，以左手为例，手背一环穴在
手背侧，在腕背横纹至掌指关节
之间，以第三、第四掌骨小头之

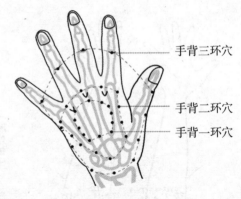

图 44　手背环穴

间为上边，以第三、第四掌骨底之间为下边，以第五指掌骨桡侧为左边，
以第二指掌骨尺侧为右边，沿掌形作一环，在环上按时钟的 1~12 时刻，
其中第三、第四掌骨小头之间为 12 时刻（靠第三掌骨尺侧小头），第三掌
骨尺侧小头下缘为 1 时刻，顺时针依次在第二掌骨尺侧的环上取 4 个时刻，
分别为 2 时刻、3 时刻、4 时刻、5 时刻，第三、第四掌骨底之间为 6 时刻，
第四、第五掌骨底之间为 7 时刻，第五掌骨桡侧取 3 个时刻，分别为 8 时
刻、9 时刻、10 时刻，第四掌骨小头尺侧下缘为 11 时刻，每个时刻处为
1 个穴位，共有 12 个穴位。分别记为：在 1 时刻处为手背一环 1 穴，记为
TSBh1-1；在 2 时刻处为手背一环 2 穴，记为 TSBh1-2；在 3 时刻处为手
背一环 3 穴，记为 TSBh1-3。以此类推，在 12 时刻处为手背一环 12 穴，

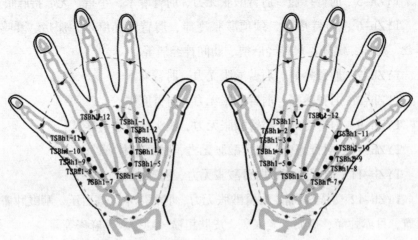

图 45　手背一环穴

记为 TSBh1-12。右手参照左手记位取穴，与左手穴位成一镜像（图 45）。

【主治病症】壮医认为，手为人体使用最频繁的器官，与"巧坞"（大脑）紧密相通，且手对刺激的感知极为敏锐，刺激手部能通达"巧坞"（大脑），调节全身，因此手上的穴位繁多，功能强大。本组穴位位于手背，有调畅天、人、地三部之气，通利龙路、火路，解毒、开窍、止痛的功效，尤善于通路止痛，临床上多用于治疗局部麻木疼痛、颈肩综合征、腰腿痛疾病等。

TSBh1-1：手背红肿疼痛、手指拘挛、手指麻木、颈项强痛、落枕。

TSBh1-2：手背疼痛、手指麻木、咳嗽、气喘、头痛、颈项强痛、坐骨神经痛。

TSBh1-3：手指拘挛、手指麻木、头痛、偏头痛、面痛、颈肩疼痛、腰痛、坐骨神经痛、鼻炎、齿痛、胃痛。

TSBh1-4：手背肿痛、手指拘挛、头痛、感冒、咳嗽、面痛、面瘫、目赤肿痛、鼻炎、齿痛、胃痛。

TSBh1-5：手背肿痛、手指拘挛、头痛、面痛、面瘫、腰腿痛、坐骨神经痛、月经不调。

TSBh1-6：手背肿痛、手指拘挛、腰腿痛、急性腰扭伤、坐骨神经痛。

TSBh1-7：手背肿痛、手指拘挛、腰腿痛、坐骨神经痛。

TSBh1-8：手背肿痛、手指拘挛、腰腿痛、坐骨神经痛、足跟痛、齿痛。

TSBh1-9：手背肿痛、手指拘挛、牙齿酸痛、肾虚腰痛、腰酸背痛、头晕、耳鸣、耳聋、虚劳、腰腿痛、四肢浮肿等。

TSBh1-10：手背肿痛、手指拘挛、肾虚腰痛、腰酸背痛、头晕、耳鸣、耳聋、虚劳、坐骨神经痛、四肢浮肿等。

TSBh1-11：手背肿痛、手指拘挛、肾虚腰痛、腰酸背痛、头晕、虚劳、耳鸣、耳聋、坐骨神经痛、四肢浮肿等。

TSBh1-12：手背肿痛、手指拘挛、颈肩胀痛、颈肩麻木。

【针刺手法】直刺或斜刺，直刺入 0.3~0.5 寸，也可根据疾病的情况往不同方向斜刺入 0.8~1 寸。

2. 手背二环穴（TSBh2）

【穴位位置】在手部。

【取穴方法】取正坐位或仰卧位，手背二环穴在手背侧，微握拳，在食指至小指指间，以指蹼缘后方赤白肉际处为上边，以头状骨、手舟骨和小多角骨之间的空隙处为下边，以第五掌骨尺侧为左边，以第二指掌骨桡侧为右边，沿掌形作一环，在环上按时钟的1~12时刻，其中无名指和中指间指蹼缘后方赤白肉际处为12时刻，中指和食指间指蹼缘后方赤白肉际处为1时刻，小指和无名指间指蹼缘后方赤白肉际处为11时刻，第二指掌骨桡侧分别为2时刻、3时刻、4时刻、5时刻，头状骨、手舟骨和小多角骨之间的空隙处为6时刻，三角骨和钩骨之间的缝隙处为7时刻，第五掌骨尺侧分别为8时刻、9时刻、10时刻，每个时刻处为1个穴位，共有12个穴位。分别记为：在1时刻处为手背二环1穴，记为TSBh2-1；在2时刻处为手背二环2穴，记为TSBh2-2；在3时刻处为手背二环3穴，记为TSBh2-3。以此类推，在12时刻处为手背二环12穴，记为TSBh2-12。右手参照左手记位取穴，与左手穴位成一镜像（图46）。

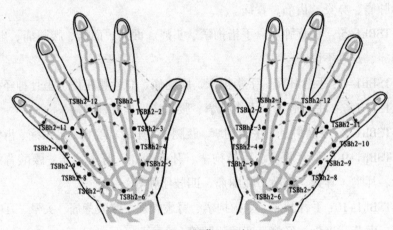

图46　手背二环穴

【主治病症】本组穴位位于手背，有调畅天、人、地三部之气，通利龙路、火路，清热解毒、补虚、开窍、止痛的功效，尤善于补虚、开窍，临床上多用于治疗局部麻木疼痛、颈肩腰腿痛、感冒、咳嗽、咽喉肿痛、头面五官疾病等。

TSBh2-1：手背肿痛、手指拘挛、手指麻木、头痛项强、肩颈疼痛、烦热。

TSBh2-2：感冒、发热、目赤肿痛、咽喉疼痛、头痛项强、手背肿痛、手指拘挛、手指麻木。

TSBh2-3：感冒、咳嗽、咽喉疼痛、扁桃腺炎、牙痛、痤疮、目赤肿痛、头痛项强、偏头痛、面瘫、口眼歪斜、胃痛、手指拘挛、手指麻木、手腕及臂部疼痛、肩周炎。

TSBh2-4：头痛、偏头痛、面瘫、口眼歪斜、半身不遂、冠心病、心悸、胸痹、胃痛、肺炎、肺气肿、肺癌、耳鸣、耳聋、月经不调、痛经、难产、手指拘挛、手指麻木、腰腿痛、坐骨神经痛。

TSBh2-5：手背肿痛、手指拘挛、头痛、偏头痛、面瘫、半身不遂、腰腿痛、坐骨神经痛、月经不调、痛经。

TSBh2-6：手背肿痛、手指拘挛、腰腿痛、坐骨神经痛。

TSBh2-7：手背肿痛、手指拘挛、腰腿痛、坐骨神经痛。

TSBh2-8：手背肿痛、手指拘挛、坐骨神经痛、头痛、头晕、耳鸣、耳聋、肾虚腰痛。

TSBh2-9：手背肿痛、手指拘挛、肾虚腰痛、坐骨神经痛、头痛、头晕、耳鸣、耳聋。

TSBh2-10：手背肿痛、手指拘挛、坐骨神经痛、头痛、头晕、肾虚腰痛、耳鸣、耳聋。

TSBh2-11：手背肿痛、手指拘挛、手指麻木、咽喉疼痛、头痛项强、烦热、感冒、头晕、头痛。

TSBh2-12：手背肿痛、手指拘挛、手指麻木、咽喉疼痛、头痛项强、烦热。

【针刺手法】直刺或斜刺，直刺入 0.3~0.5 寸，也可根据疾病的情况往不同方向斜刺入 0.8~1 寸；在取手背二环 11 穴、12 穴、1 穴（TSBh2-11、TSBh2-12、TSBh2-1）时，也可以半握拳取穴，直刺入 1~2 寸。

3. 手背三环穴（TSBh3）

【穴位位置】在手部。

【取穴方法】取正坐位或仰卧位，手背三环穴在手指背侧，以第一至第五指间指关节背面的第一、第二节横纹中央点为上边，以掌骨与尺桡骨之间的空隙为下边，以第五掌骨尺侧为左边，以第一指掌骨桡侧为右边，沿掌形作一环，在环上按时钟的 1~12 时刻，中指指间指关节背面的第一、第二节横纹中央点为 12 时刻，食指指间指关节背面的第一、第二节横纹中央点为 1 时刻，拇指关节背面的横纹中央点为 2 时刻，小指和无名指指间指关节背面的第一、第二节横纹中央点分别为 10 时刻、11 时刻，第一掌骨头桡侧下缘为 3 时刻，第一掌骨头底部与大多角骨之间空隙处为 4 时刻，掌骨与尺桡骨之间的空隙分别为 5 时刻、6 时刻、7 时刻，第五掌骨尺侧中点和掌骨头分别为 8 时刻、9 时刻，每个时刻处为 1 个穴位，共有 12 个穴位。分别记为：在 1 时刻处为手背三环 1 穴，记为 TSBh3-1；在 2 时刻处为手背三环 2 穴，记为 TSBh3-2；在 3 时刻处为手背三环 3 穴，记为 TSBh3-3。以此类推，在 12 时刻处为手背三环 12 穴，记为 TSBh3-12。右手参照左手记位取穴，与左手穴位成一镜像（图 47）。

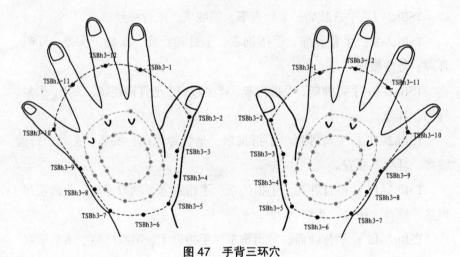

图 47　手背三环穴

【**主治病症**】本组穴位位于手背，有调畅天、人、地三部之气，通利龙路、火路，解毒补虚、开窍、止痛的功效，尤善于解毒补虚、通路止痛，临床上多用于治疗局部麻木疼痛、颈肩痛、腰腿痛、头痛、胃痛、腹痛、头面五官疾病等。

TSBh3-1：前额头痛、胃痛、腹痛、指关节疼痛。

TSBh3-2：视物不清、目赤肿痛、带状疱疹后遗神经痛、指关节疼痛、发热。

TSBh3-3：带状疱疹后遗神经痛、消化道溃疡、疮疡、伤口久溃不收。

TSBh3-4：手指屈伸不利、感冒、咽喉肿痛。

TSBh3-5：手指屈伸不利、感冒头痛、咽喉肿痛、手腕痛。

TSBh3-6：手腕疼痛、手指挛紧、手掌活动不利、耳鸣、耳聋、目赤肿痛等头面五官疾病。

TSBh3-7：手腕疼痛、指挛臂痛、耳鸣、耳聋、头痛项强、胁肋疼痛。

TSBh3-8：手指拘挛、耳鸣、耳聋、目赤肿痛。

TSBh3-9：肘臂及手指挛紧、头痛项强、腰痛、头晕目眩、目赤肿痛、耳鸣、耳聋、黄疸、癫狂、痫症。

TSBh3-10：目赤肿痛、咽喉疼痛、指关节疼痛、呃逆、阴部疼痛。

TSBh3-11：后头痛、偏头痛、胁肋疼痛、指关节疼痛。

TSBh3-12：呕吐、呃逆、噎嗝、头顶痛、指关节疼痛。

【针刺手法】直刺或斜刺，直刺入 0.3~0.5 寸，也可根据疾病的情况往不同方向斜刺入 0.8~1 寸。

（四）手心环穴（TSXh）

手心环穴在手的掌面，有 3 个环，共有 36 个穴位（图 48）。

1. 手心一环穴（TSXh1）

【穴位位置】在手掌侧。

【取穴方法】取正坐位或仰卧位，手心一环穴在手掌面，在第二和第四掌骨之间，以第三掌骨关节后为上边，以第三掌骨底

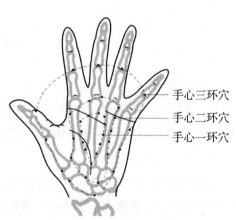

手心三环穴
手心二环穴
手心一环穴

图 48　手心环穴

为下边，以第二掌骨尺侧为左边，以第四掌骨桡侧为右边，沿指掌形作一环，在环上按时钟的 1~12 时刻，以第三掌骨尺侧关节后为 12 时刻，顺时针依次在第四掌骨桡侧的环上取 5 个时刻，分别为 1 时刻、2 时刻、3 时刻、4 时刻、5 时刻，第三掌骨底为 6 时刻，沿着第二掌骨尺侧的环上 4 个时刻，分别为 7 时刻、8 时刻、9 时刻、10 时刻，在第三掌骨桡侧关节后为 11 时刻，每个时刻点为 1 个穴位，共有 12 个穴位。分别记为：在 1 时刻处为手心一环 1 穴，记为 TSXh1-1；在 2 时刻处为手心一环 2 穴，

记为 TSXh1-2；在 3 时刻处为手心一环 3 穴，记为 TSXh1-3。以此类推，在 12 时刻处为手心一环 12 穴，记为 TSXh1-12。右手参照左手记位取穴，与左手穴位成一镜像（图 49）。

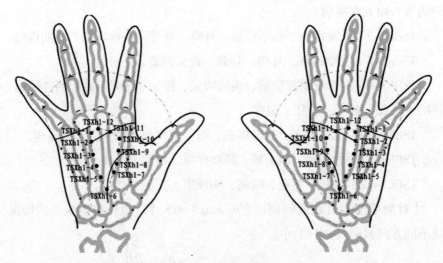

图 49　手心一环穴

【主治病症】本组穴位位于手心，有调畅天、人、地三部之气，通利龙路、火路，解毒补虚、开窍、止痛的功效，尤善于解毒补虚、通路止痛，临床上多用于治疗局部麻木疼痛、颈肩痛、腰腿痛、胸痛、心悸、感冒、咳嗽、头面五官疾病等。

TSXh1-1：胃痛、腹痛、胸胁疼痛、耳鸣、手指拘挛、无名指麻木。

TSXh1-2：手指拘挛、小指疼痛麻木、颈腰疼痛、胸痛、心悸。

TSXh1-3：手指拘挛、小指疼痛麻木、颈腰疼痛、胸痛、心悸。

TSXh1-4：腹痛、胸胁疼痛、手指拘挛、小指疼痛麻木。

TSXh1-5：腹痛、胸胁疼痛、手指拘挛、小指疼痛麻木。

TSXh1-6：手指拘挛、掌中热、腰痛、胃炎、消化不良。

TSXh1-7：咳嗽、哮喘、咽喉肿痛、发热、拇指活动不利。

TSXh1-8：感冒、发热、咳嗽、哮喘、拇指活动不利。

TSXh1-9：感冒、发热、咳嗽、哮喘、拇指活动不利。

TSXh1-10：咳嗽、哮喘、食指麻木和活动不利。

TSXh1-11：咳嗽、哮喘、胸痛、咯血、胃痛、食指麻木和活动不利。

TSXh1-12：心悸、心痛、手指拘挛、中指麻木。

【针刺手法】直刺或斜刺，直刺入 0.3~0.5 寸，也可根据疾病的情况往不同方向斜刺入 0.8~1 寸。

2. 手心二环穴（TSXh2）

【穴位位置】在手掌侧。

【取穴方法】取正坐位或仰卧位，手心二环穴在手掌面第二和第四掌骨之间，以第三指骨关节后为上边，以第三掌骨的头状骨、月骨和钩骨之间的空隙处为下边，以第二掌骨桡侧为左边，以第四掌骨尺侧为右边，沿掌骨形作一环，在环上按时钟的 1~12 时刻，第三指骨关节后尺侧为 12 时刻，顺时针依次在第四掌骨尺侧的环上取 5 个时刻，分别为 1 时刻、2 时刻、3 时刻、4 时刻、5 时刻，第三掌骨的头状骨、月骨和钩骨之间的空隙处为 6 时刻，小多角骨、大多角骨和手舟骨之间的空隙处为 7 时刻，在第二掌骨的桡侧上下两头和中点分别为 3 个时刻，自下而上顺时针分别为 8 时刻、9 时刻、10 时刻，第三指骨关节后桡侧为 11 时刻，每个时刻处为 1 个穴位，共有 12 个穴位。分别记为：在 1 时刻处为手心二环 1 穴，记为 TSXh2-1；在 2 时刻处为手心二环 2 穴，记为 TSXh2-2；在 3 时刻处为手心二环 3 穴，记为 TSXh2-3。以此类推，在 12 时刻处为手心二环 12 穴，记为 TSXh2-12。右手参照左手记位取穴，与左手穴位成一镜像（图 50）。

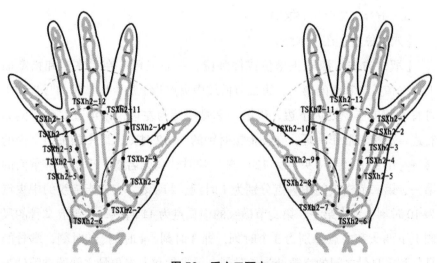

图 50 手心二环穴

【主治病症】本组穴位位于手心，有调畅天、人、地三部之气，通利龙路、火路，解毒补虚、止痛的功效，尤善于解毒补虚，临床上多用于治疗局部麻木疼痛、腰腿痛、胃痛、腹痛、肾虚、小便不利、阳痿、遗精等。

TSXh2-1：厌食、腹泻、胃肠胀气、消化不良、胁肋疼痛、胆囊炎。

TSXh2-2：厌食、腹泻、胃肠胀气、消化不良、阳痿、遗精、月经不调。

TSXh2-3：手指麻木、小指拘挛、阴痒、小便不利、遗尿。

TSXh2-4：肾病、小便不利、遗尿、腰痛、阳痿。

TSXh2-5：肾病、小便不利、遗尿、腰痛、阳痿。

TSXh2-6：胁肋痛、腰腿痛、坐骨神经痛、足跟痛、痛风性关节炎、关节疼痛、手指拘挛。

TSXh2-7：下腹痛、腰腿痛、坐骨神经痛、足跟痛、关节疼痛、掌中热、手指麻木、手指拘挛。

TSXh2-8：咳嗽、咯血、咽喉肿痛、消化不良、颈肩痛。

TSXh2-9：胃炎、咳嗽、哮喘、咽喉肿痛、颈肩痛。

TSXh2-10：消化不良、胃痛、腹痛。

TSXh2-11：厌食、腹泻、胃肠胀气、消化不良、脐周疼痛。

TSXh2-12：厌食、腹泻、胃肠胀气、消化不良、腹痛。

【针刺手法】直刺或斜刺，直刺入 0.3~0.5 寸，也可根据疾病的情况往不同方向斜刺入 0.8~1 寸。

3. 手心三环穴（TSXh3）

【穴位位置】在手掌侧。

【取穴方法】取取正坐位或仰卧位，手心三环穴在手掌面和指掌面上，以指关节掌面的第一、第二节横纹中央点为上边，以掌骨的月骨和手舟骨之间的空隙处为下边，以第一掌骨桡侧为左边，以第五掌骨尺侧为右边，沿掌骨形作一环，在环上按时钟的 1~12 时刻，以中指关节掌面的第一、第二节横纹中央点为 12 时刻，顺时针在无名指、小指关节掌面的第一、第二节横纹的中央点分别为 1 时刻、2 时刻，大拇指横纹的中央点为 10 时刻，食指第一、第二节横纹的中央点为 11 时刻，在第五掌骨的尺侧上下两头和中点分别为 3 个时刻，即 3 时刻、4 时刻、5 时刻，掌骨的月骨和手舟骨之间的空隙处为 6 时刻，手舟骨和大多角骨之间的空隙处为

7 时刻，大多角骨和掌骨底之间的空隙为 8 时刻，大拇指指骨关节后桡侧为 9 时刻，每个时刻处为 1 个穴位，共有 12 个穴位。分别记为：在 1 时刻处为手心三环 1 穴，记为 TSXh3-1；在 2 时刻处为手心三环 2 穴，记为 TSXh3-2；在 3 时刻处为手心三环 3 穴，记为 TSXh3-3。以此类推，在 12 时刻处为手心三环 12 穴，记为 TSXh3-12。右手参照左手记位取穴，与左手穴位成一镜像（图 51）。

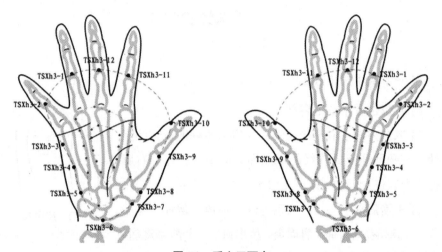

图 51　手心三环穴

【主治病症】本组穴位位于手心，有调畅天、人、地三部之气，通利谷道、龙路、火路，清热解毒，开窍的功效，尤善于清心火、开窍，临床上多用于治疗局部麻木疼痛、晕厥、昏迷、高热、头面五官疾病等。

TSXh3-1：晕厥、昏迷、中风、高热、小儿惊风、手指胀麻。

TSXh3-2：晕厥、昏迷、中风、高热、小儿惊风、手指胀麻。

TSXh3-3：耳鸣、耳聋、头痛、手指拘挛、急性腰扭伤、落枕。

TSXh3-4：小指麻痛、肾虚引起的头晕眼花、腰痛。

TSXh3-5：小指麻痛、肾虚引起的头晕眼花、腰痛。

TSXh3-6：心悸、失眠、手腕疼痛、小指麻木。

TSXh3-7：手腕疼痛、咳嗽、失眠。

TSXh3-8：咳嗽、咽喉肿痛、热病。

TSXh3-9：咳嗽、咽喉肿痛、关节痛、踝扭伤。

TSXh3-10：晕厥、昏迷、中风、高热、小儿惊风、手指胀麻。

TSXh3-11：晕厥、昏迷、中风、高热、小儿惊风、手指胀麻。

TSXh3-12：晕厥、昏迷、中风、高热、小儿惊风、手指胀麻。

【针刺手法】直刺或斜刺，直刺入 0.3~0.5 寸，也可根据疾病的情况往不同方向斜刺入 0.8~1 寸。

二、手部经验穴

（一）肩中穴（TJz）

【穴位位置】在上臂部。

【取穴方法】取正坐姿势，在肩部肩峰前下方凹陷处与三角肌止点处连线的中点即为肩中穴，左、右肩各 1 个穴位，记为 TJz（图 52）。

【主治病症】心悸、心动过速、痛风、痹症、膝关节炎、膝扭伤、肩痛、肩周炎、鼻出血、手臂酸麻疼痛、半身不遂、颈项皮肤病及臂部皮肤病等。

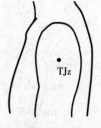

图 52　肩中穴

【针刺手法】直刺入 1~2 寸。

（二）臂三穴（TBSx）

在手前臂背面桡侧肘横纹至腕骨横纹之间的中点选取 1 个穴位，即为臂中穴；然后在腕横纹至臂中穴的中点选取 1 个穴位，即为臂前穴；再由臂中穴至肘横纹的中点选取 1 个穴位，即为臂上穴。此三穴合称臂三穴，记为 TBSx（图 53）。

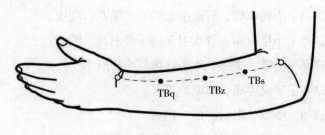

图 53　臂三穴

1. 臂上穴（TBs）

【穴位位置】在手前臂背侧。

【取穴方法】在手前臂背面桡侧，由臂中穴至肘横纹之间的中点，即为臂上穴，左、右臂各1个穴位，计2个穴位，记为TBs（图54）。

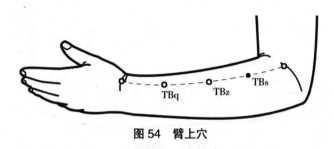

图54　臂上穴

【主治病症】腰腿痛、胸胁胀痛、腹痛、肠鸣泄泻、手臂酸麻疼痛、半身不遂。

【针刺手法】直刺入1~1.5寸。

2. 臂中穴（TBz）

【穴位位置】在手前臂背侧。

【取穴方法】在手前臂背面桡侧，将肘横纹至腕骨横纹之间分4等份，在中间的等份点即为臂中穴，左、右臂各1个穴位，计2个穴位，记为TBz（图55）。

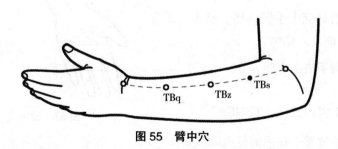

图55　臂中穴

【主治病症】腰腿痛、胸胁胀痛、下腹疼痛、月经不调、赤白带下、小便不利、便秘、手臂酸麻疼痛、半身不遂等。

【针刺手法】直刺入1~1.5寸。

3. 臂前穴（TBq）

【穴位位置】在手前臂背侧。

【取穴方法】在手前臂背面桡侧，将肘横纹至腕骨横纹之间分 4 等份，在靠肘腕骨横纹的等份点即为臂前穴，左、右臂各 1 个穴位，计 2 个穴位，记为 TBq（图 56）。

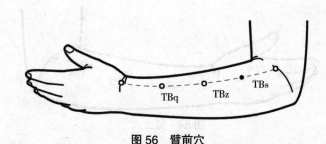

图 56　臂前穴

【主治病症】胸痛、背痛、便秘等。

【针刺手法】直刺入 1~1.5 寸。

（三）臂平穴（TBp）

【穴位位置】在手前臂内侧部。

【取穴方法】在手前臂内侧肘横纹至腕横纹之间的中点即为臂平穴，左、右臂各 1 个穴位，记为 TBp（图 57）。

【主治病症】手臂疼痛、麻木，手掌麻痛，心痛、心悸等。

【针刺手法】直刺入 0.5~1.5 寸。

（四）臂内三穴（TBNSx）

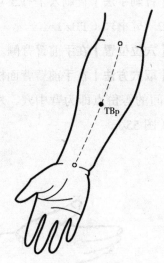

图 57　臂平穴

【穴位位置】在手前臂内侧部。

【取穴方法】在手前臂内侧臂平穴至腕横纹之间的中点选取 1 个穴位，为臂内中穴，记为 TBnz；然后在腕横纹至臂内中穴的中点选取 1 个穴位，为臂内前穴，记为 TBnq；再在臂平穴至臂内中穴的中点选取 1 个穴位，为臂内后穴，记为 TBnh。此三穴合称臂内三穴，记为 TBNSx（图 58）。

1. 臂内中穴（TBnz）

【穴位位置】在手前臂内侧部。

【取穴方法】在手前臂内侧臂平穴至腕横纹之间的中点即为臂内中穴，记为 TBnz（图 59）。

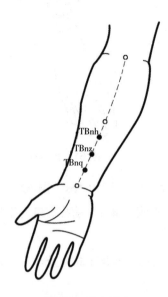

图 58　臂内三穴

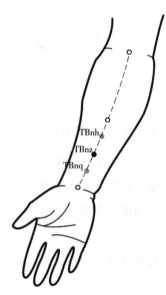

图 59　臂内中穴

【主治病症】心痛、心悸、心肌梗死、胸闷、癫狂、烦躁、热病、手臂痉挛疼痛、胃脘痛等。

【针刺手法】直刺入 0.5~1 寸。

2. 臂内前穴（TBnq）

【穴位位置】在手前臂内侧部。

【取穴方法】在手前臂内侧腕横纹至臂内中穴之间的中点即为臂内前穴，记为 TBnq（图 60）。

【主治病症】心悸、心痛、心肌梗死、胸闷、胸痛、癫狂、眩晕、中风、偏瘫、失眠、胃脘痛、呕吐、呃逆、郁证、热病等。

【针刺手法】直刺入 0.5~0.8 寸，治疗心脏疾病可斜刺入 1.5 寸。

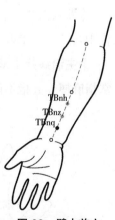

图 60　臂内前穴

3. 臂内后穴（TBnh）

【穴位位置】在手前臂内侧部。

【取穴方法】在手前臂内侧臂平穴至臂内中穴之间的中点即为臂内后穴，记为 TBnh（图61）。

【主治病症】肘臂痉挛疼痛、心痛、心悸、胸痛、癫狂、烦躁、头晕、咯血等。

【针刺手法】直刺入 0.5~0.8 寸。

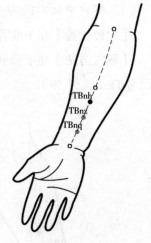

图61　臂内后穴

（五）手心穴（TSx）

【穴位位置】在手掌部。

【取穴方法】在手掌部手掌中心处即是手心穴，记为 TSx（图62）。

【主治病症】昏迷、晕厥、中暑、呕吐、心痛、癫狂、痫症、口舌生疮、口臭、鹅掌风等。

【针刺手法】直刺入 0.3~0.5 寸。针刺时较痛，年老体弱者及孕妇慎用。

（六）手背中穴（TSbz）

【穴位位置】在手背部。

【取穴方法】在手背侧手背中心点约第二、第三掌骨之间取穴，为手背中穴，记为 TSbz（图63）。

【主治病症】落枕、颈椎病、牙痛、消化不良、腹痛泄泻、小儿脐风、掌指麻痹、五指不能屈伸、手背红肿疼痛等。

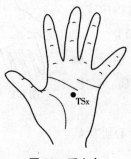

图62　手心穴

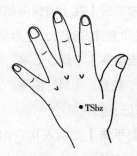

图63　手背中穴

【针刺手法】直刺入 0.3~0.5 寸。

（七）咪肠穴（TMc）

【穴位位置】在大拇指背部。

【取穴方法】在大拇指背部拇指近节指骨尺侧，按以边为穴的方法紧靠拇指近节指骨的中点处取 1 个穴位，然后沿着近节指骨边沿上下旁开 0.5 寸各取 1 个穴位，共 3 个穴位，称为咪肠穴，记为 TMc（图 64）。

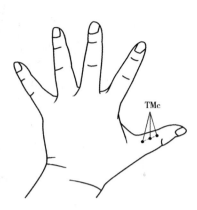

图 64　咪肠穴

【主治病症】妇科杂病、月经不调、不孕不育等。

【针刺手法】直刺入 0.2~0.3 寸。

（八）拇子穴（TMz）

【穴位位置】在大拇指背部。

【取穴方法】在大拇指背部拇指近节指骨桡侧，按以边为穴的方法，紧靠拇指近节指骨的中点处取 1 个穴位，然后沿着近节指骨边沿上下旁开 0.5 寸各取 1 个穴位，共 3 个穴位，称为拇子穴，记为 TMz（图 65）。

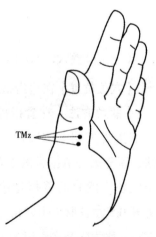

图 65　拇子穴

【主治病症】脾胃病、胃痛。

【针刺手法】直刺入 0.2~0.3 寸。

（九）食中穴（TSz）

【穴位位置】在食指背部。

【取穴方法】在食指背部食指近节指骨尺侧，按以边为穴的方法，紧靠食指指背第二节尺侧的中点处取 1 个穴位，然后沿着指骨边沿上下旁开 0.5 寸各取 1 个穴位，共 3 个穴位，称为食中穴，记为 TSz（图 66）。

【主治病症】肋间神经痛、胸膜炎、鼻炎、中耳炎、耳鸣、颜面黑斑、

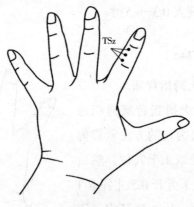

图 66　食中穴

皮肤病等。

【针刺手法】直刺入 0.2~0.3寸。

（十）咪叠穴（TMd）

【穴位位置】在食指指腹部。

【取穴方法】在食指指腹部第一节指骨尺侧，按以边为穴的方法，紧靠第一节指骨的中点处取 1个穴位，然后沿着指骨边沿上下旁开 0.5 寸各取 1 个穴位，共 3 个穴位，称为咪叠穴，记为 TMd（图67）。

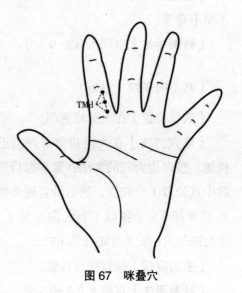

图 67　咪叠穴

【主治病症】肝火上亢引起的头晕、眼睛干涩、胸胁肿痛、烦躁易怒、口苦、口臭、失眠、月经不调、手足皮肤皲裂等。

【针刺手法】直刺入 0.2~0.3 寸。

（十一）咪心头穴（TMxt）

【穴位位置】在中指指腹部。

【**取穴方法**】在中指指腹部第一节指骨尺侧，按以边为穴的方法，紧靠第一节指骨的中点处取1个穴位，然后沿着指骨边沿上下旁开0.5寸各取1个穴位，共3个穴位，称为咪心头穴，记为TMxt（图68）。

【**主治病症**】心悸、胸痹、心律失常、冠心病、风湿性心脏病等。

【**针刺手法**】直刺入0.2~0.3寸。

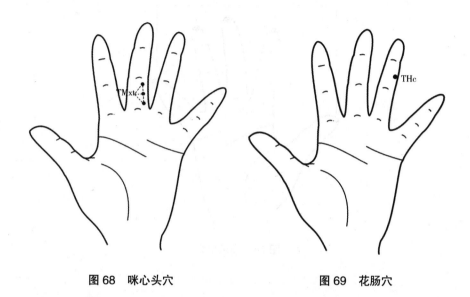

图68　咪心头穴　　　　　　　　图69　花肠穴

（十二）花肠穴（THc）

【**穴位位置**】在无名指指腹部。

【**取穴方法**】在无名指指腹部第二节指骨尺侧，按以边为穴的方法，紧靠第二节指骨的中点处取穴，称为花肠穴，记为THc（图69）。

【**主治病症**】月经不调、胞宫病痛、胎产疾病、不孕不育等。

【**针刺手法**】平刺入0.2~0.3寸。

（十三）猫爪尖穴（TMzj）

【**穴位位置**】在十指指腹部。

【**取穴方法**】在十指的最高点的指尖末梢取穴，即为猫爪尖穴，记为TMzj（见图70）。

【**主治病症**】中风、昏迷、晕厥、中暑、呕吐、心痛、癫狂、痫症、口舌生疮、口臭等。

【针刺手法】直刺入 0.3~0.5 寸。救急时可用刺血的方法。针刺时较痛，年老体弱者及孕妇慎用。

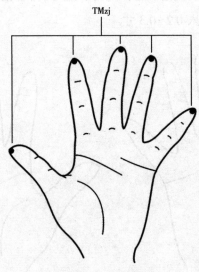

图 70　猫爪尖穴

第六章　人部穴位

人部穴位主要包括胸背部、腰腹部的穴位（图71）。

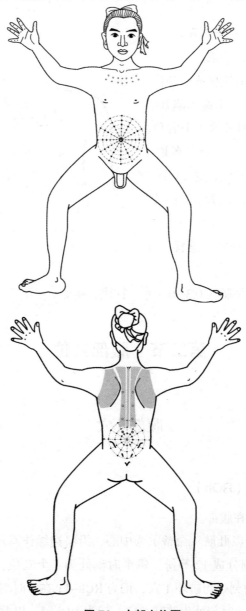

图71　人部穴位图

第一节　胸部穴位

胸部经验穴

胸部经验穴为胸十四穴。

【穴位位置】在胸部。

【取穴方法】取正坐或仰卧位，在胸部沿第二肋上、下缘凹陷处的内侧、中点、外侧各取 1 个穴位，胸骨上平第一肋上、下缘处各取 1 个穴位，共 14 个穴位，这 14 个穴位合称胸十四穴，记为 RXss（图 72）。

【主治病症】痧病、感冒、外感重症等。

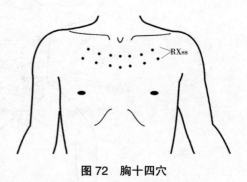

图 72　胸十四穴

【针刺手法】平刺入 0.3~0.5 寸，针挑、刺血。

第二节　腹部穴位

腹部环穴

（一）脐环穴（RQh）

【穴位位置】在腹部。

【取穴方法】以肚脐（命蒂）为中心，沿脐边缘作圆环，在圆环上按时钟的 1~12 时刻分成 12 等份，每个时刻处为 1 个穴位，共 12 个穴位。分别记为：在 1 时刻处为脐环 1 穴，记为 RQh-1；在 2 时刻处为脐环 2 穴，记为 RQh-2；在 3 时刻处为脐环 3 穴，记为 RQh-3。以此类推，在 12 时刻处为脐环12穴，记为RQh-12（图73）。

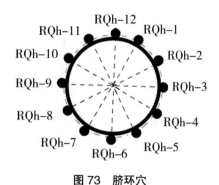

图73　脐环穴

【**主治病症**】本组穴位位于人部，又是人体的中央，具有通谷道、补诸虚、通畅三部之气的功效，多用于治疗谷道疾病及各种虚证如胃痛、消化不良、腹胀、腹泻、便秘、诸虚劳损等。

RQh-1：心慌、失眠、腹胀、食欲差、消化不良、腹泻、面色苍白、月经过多、子宫脱垂、左肩疼痛。

RQh-2：腹胀、食欲差、咳嗽、消化不良、便秘。

RQh-3：咳嗽、气喘、水肿、气短、皮肤病、气道不畅。

RQh-4：口干、大便秘结、腹泻、肠炎、咳嗽。

RQh-5：便秘、便溏、腹泻、黏液便、腰痛、腹痛。

RQh-6：小便不利、夜尿多、腰膝酸软、闭经、不孕不育、畏寒怕冷、痔疮、子宫肌瘤、前列腺炎、腰背疾病。

RQh-7：胃痛、胃胀、子宫肌瘤、乳腺增生症、肿瘤、腰痛。

RQh-8：呃逆、胃痛、反胃、关节病变、结石病症、胃脘痛。

RQh-9：肝病、筋伤、妇科疾病、胁肋疾病、足病、痛症。

RQh-10：胆囊炎、胆结石、气管炎、感冒、伤风、哮喘、左肩背痛、胸部疾病。

RQh-11：胁肋疼痛、伤风、受风、左肩背病、血管病。

RQh-12：心闷痛、眼疾、心脏疾病、血液疾病、乳房疾病。

【**针刺手法**】斜刺入0.2~0.8寸。

（二）腹环穴（RFh）

在腹部上，以肚脐为中心，将脐周到腰部边缘的水平线平均分为6等份，依次旁开1等份、2等份、3等份、4等份、5等份、6等份的距离分别作同心环，共有6个环，在每个环上对应时钟的1~12时刻处各取1个穴位，共计72个穴位，即为腹环穴（图74）。

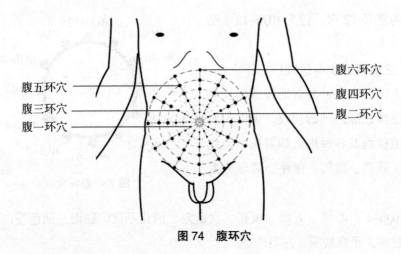

图 74 腹环穴

1. 腹一环穴（RFh1）

【穴位位置】在腹部。

【取穴方法】取正坐位或仰卧位，在腹部以肚脐为中心，将脐周到腰部边缘的水平线平均分为6等份，依次旁开1等份、2等份、3等份、4等份、5等份、6等份的距离分别作同心环，在1等份处所作的圆环上的穴位称为腹一环穴，在圆环上对应时钟的1~12时刻处各取1个穴位。分别记为：在1时刻处为腹一环1穴，记为RFh1-1；在2时刻处为腹一环2穴，记为RFh1-2；在3时刻处为腹一环3穴，记为RFh1-3。以此类推，在12时刻处为腹一环12穴，记为RFh1-12。（图75）

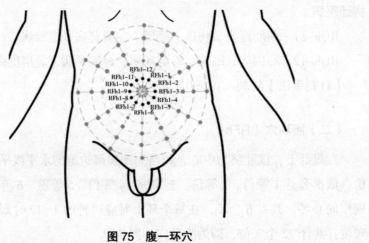

图 75 腹一环穴

【主治病症】本组穴位位于人部，靠近脐环穴，具有通谷道的功效，且能调畅由三部气机不畅而引起的疾病，多用于治疗腹痛、腹泻、便秘、月经不调、水肿等。

RFh1-1（RFh1-11）：腹胀、腹胀痛、消化不良、泄泻、痢疾、小便不利、气逆上冲、月经不调。

RFh1-2（RFh1-10）：腹胀痛、泄泻、大便硬结、小便不利、月经不调。

RFh1-3（RFh1-9）：腹痛、腹胀、大便硬燥、呕吐、泄泻、呕逆、痢疾、月经不调、腰脊痛、肠炎、胃炎、膀胱炎、肠麻痹。

RFh1-4（RFh1-8）：腰腹冷痛、月经不调、大便秘结、泄泻、痢疾。

RFh1-5（RFh1-7）：腹痛、大便秘结、泄泻、痢疾、月经不调。

RFh1-6：腹痛冲心、小便不利、水肿、月经不调、崩漏、带下、子宫脱垂、产后恶露不净。

RFh1-12：腹胀、腹水、呕吐、腹泻、肠鸣泻痢、反胃、水肿、小便不利、肠炎、肾炎。

【针刺手法】直刺或斜刺，直刺入 0.5~1.2 寸，也可根据疾病的情况往不同方向斜刺入 0.8~1.5 寸。

2. 腹二环穴（RFh2）

【穴位位置】在腹部。

【取穴方法】取正坐位或仰卧位，在腹部以肚脐为中心，将脐周到腰部边缘的水平线平均分为 6 等份，依次旁开 1 等份、2 等份、3 等份、4 等份、5 等份、6 等份的距离分别作同心环，在 2 等份处所作的圆环上的穴位称为腹二环穴。在圆环上对应时钟的 1~12 时刻处各取 1 个穴位，分别记为：在 1 时刻处为腹二环 1 穴，记为 RFh2-1；在 2 时刻处为腹二环 2 穴，记为 RFh2-2；在 3 时刻处为腹二环 3 穴，记为 RFh2-3。以此类推，在 12 时刻处为腹二环 12 穴，记为 RFh2-12。（图 76）

【主治病症】本组穴位有调气、补虚的功效，多用于调畅人部中、下部之气。还具有通调谷道的功效，多用于治疗胃痛、腹痛、腹泻、便秘等。

RFh2-1（RFh2-11）：胃痛、胃胀、消化不良、食欲差、反胃、呕逆。

RFh2-2（RFh2-10）：胃寒、胃不适、消化不良、逆气冲心、黄疸、肝炎、肝气郁结。

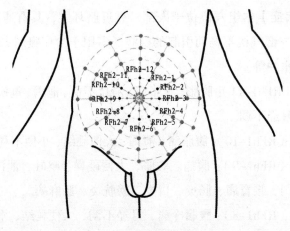

图 76 腹二环穴

RFh2-3（RFh2-9）：呕吐、泄泻、消化不良、食欲差、腹胀肠鸣、腹部冷痛、大便干硬。

RFh2-4（RFh2-8）：消化不良、腹胀肠鸣、腹痛、泄泻、便秘。

RFh2-5（RFh2-7）：症瘕、肠鸣腹痛、月经不调、带下、不孕不育、产后恶露不净、遗精、疝气、便秘。

RFh2-6：下腹疼痛、腰脊疼痛、遗尿、阳痿、遗精、滑精、闭经、崩漏、带下、子宫脱垂、气虚、气喘、身体羸弱、失眠、神经衰弱。

RFh2-12：消化不良、胃痛、胃下垂、腹泻、腹痛、反胃、呕逆。

【针刺手法】直刺或斜刺，直刺入 0.5~1.2 寸，也可根据疾病的情况往不同方向斜刺入 0.8~1.5 寸。

3. 腹三环穴（RFh3）

【穴位位置】在腹部。

【取穴方法】取正坐位或仰卧位，在腹部以肚脐为中心，将脐周到腰部边缘的水平线平均分为 6 等份，依次旁开 1 等份、2 等份、3 等份、4 等份、5 等份、6 等份的距离分别作同心环，在 3 等份处所作的圆环上的穴位称为腹三环穴。在圆环上对应时钟的 1~12 时刻处各取 1 个穴位，分别记为：在 1 时刻处为腹三环 1 穴，记为 RFh3-1；在 2 时刻处为腹三环 2 穴，记为 RFh3-2；在 3 时刻处为腹三环 3 穴，记为 RFh3-3。以此类推，在 12 时刻处为腹三环 12 穴，记为 RFh3-12。（图 77）

【主治病症】本组穴位有调气、补虚的功效，尤善调补谷道、水道之

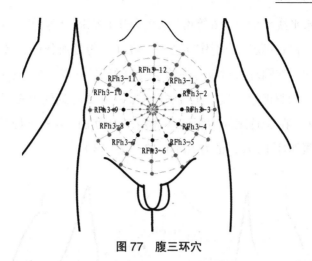

图 77 腹三环穴

虚，临床上多用于治疗胃脘不适、消化不良、便秘、小便不利、阳痿、早泄、月经不调、带下等。

RFh3-1（RFh3-11）：呕逆、脊强、腹痛、小便不利、大便燥结、不孕不育。

RFh3-2（RFh3-10）：心烦、胃脘痛、消化不良、脚气、肠疝、遗尿、癫狂。

RFh3-3（RFh3-9）：身体困重、肥胖、便溏、泄泻、便秘、小腹寒痛、中焦虚寒、四肢不举。

RFh3-4（RFh3-8）：腹胀、腹痛、月经不调、阴挺、症瘕、小便不利、遗精、早泄、子宫内膜炎、卵巢疾病。

RFh3-5（RFh3-7）：腰脊痛、泄泻、月经不调、带下、小便不利、不孕不育、诸虚劳损。

RFh3-6：小腹疼痛、腹泻、月经不调、痛经、子宫脱垂、盆腔炎、带下、阴痒、遗精、不孕不育、遗尿、阳痿、早泄、疝气、小便不利、诸虚劳损。

RFh3-12：胃痛、腹胀、腹痛、呕逆、食欲差、急慢性胃炎、身肿。

【针刺手法】直刺或斜刺，直刺入 0.5~1.2 寸，也可根据疾病的情况往不同方向斜刺入 0.8~1.5 寸。

4. 腹四环穴（RFh4）

【穴位位置】在腹部。

【取穴方法】取正坐位或仰卧位，在腹部以肚脐为中心，将脐周到腰部边缘的水平线平均分为 6 等份，依次旁开 1 等份、2 等份、3 等份、4 等份、5 等份、6 等份的距离分别作同心环，在 4 等份处所作的圆环上的穴位称为腹四环穴。在圆环上对应时钟的 1~12 时刻处各取 1 个穴位，分别记为：在 1 时刻处为腹四环 1 穴，记为 RFh4-1；在 2 时刻处为腹四环 2 穴，记为 RFh4-2；在 3 时刻处为腹四环 3 穴，记为 RFh4-3。以此类推，在 12 时刻处为腹四环 12 穴，记为 RFh4-12。（图 78）

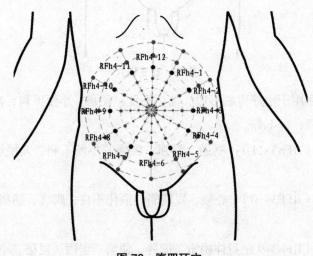

图 78　腹四环穴

【**主治病症**】本组穴位多用于调畅人部中、下部之气，具有通谷道、调水道的功效，多用于治疗胃脘不适、消化不良、便秘、小便不利、阳痿、早泄、月经不调、带下等。

RFh4-1（RFh4-11）：胸胁胀气、积气腹胀、肠鸣腹痛、食欲差、泄痢不止、消化不良、胃脘痛、疝气痛、脱肛、水肿、遗尿。

RFh4-2（RFh4-10）：腹部冷痛、消化不良、泄泻、便秘、中焦虚寒。

RFh4-3（RFh4-9）：泄泻、便秘、泻痢不止、肥胖、惊悸不安、善恐、身体困重。

RFh4-4（RFh4-8）：小腹冷痛、咳逆、心痛、疝痛、泻痢。

RFh4-5（RFh4-7）：疝气、闭经、不孕不育、带下、阳痿、小腹冷痛。

RFh4-6：小便不利、尿痛、小便不净、遗尿、癃闭、阳痿、月经不调、痛经、小腹疼痛、产后恶露不下、带下、阴挺、疝气。

RFh4-12：胃痛、胃胀、呕逆、反胃、腹胀、消化不良、食欲差、肠鸣泄泻、便秘、失眠、心烦、多梦、牙痛、颈项疼痛。

【针刺手法】直刺或斜刺，直刺入 0.5~1.2 寸，也可根据疾病的情况往不同方向斜刺入 0.8~1.5 寸。

5. 腹五环穴（RFh5）

【穴位位置】在腹部。

【取穴方法】取正坐位或仰卧位，在腹部以肚脐为中心，将脐周到腰部边缘的水平线平均分为 6 等份，依次旁开 1 等份、2 等份、3 等份、4 等份、5 等份、6 等份的距离分别作同心环，在 5 等份处所作的圆环上的穴位称为腹五环穴。在圆环上对应时钟的 1~12 时刻处各取 1 个穴位，分别记为：在 1 时刻处为腹五环 1 穴，记为 RFh5-1；在 2 时刻处为腹五环 2 穴，记为 RFh5-2；在 3 时刻处为腹五环 3 穴，记为 RFh5-3。以此类推，在 12 时刻处为腹五环 12 穴，记为 RFh5-12。（图 79）

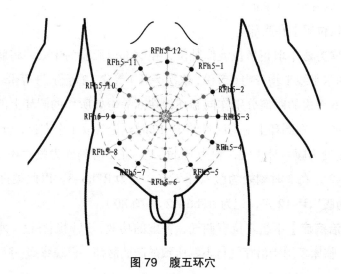

图 79　腹五环穴

【主治病症】本组穴位有调气、补虚的功效，善调人部之气，尤以调顺谷道、水道之气为首要，临床多用于治疗气行不畅所致的胁肋胀痛、胃脘胀痛、腹部胀痛、疝气等。

RFh5-1（RFh5-11）：腹胀肠鸣、肝区疼痛、善太息、食欲差、疝痛、上气喘息。

RFh5-2（RFh5-10）：胁肋疼痛、脘痛、呕吐、泛酸、黄疸、善太息、胆囊炎、溃疡。

RFh5-3（RFh5-9）：肝炎、呕吐、肝脾大、肝区疼痛、腹胀肠鸣、消化不良、腰脊冷痛、胸胁胀痛、积聚痞块。

RFh5-4（RFh5-8）：疝痛、小腹胀痛、小腹冷痛、积聚痞块、痔疮、髋关节疼痛、附件炎、子宫内膜炎。

RFh5-5（RFh5-7）：逆气、腹痛、睾丸痛、阴茎痛、疝痛、月经不调、不孕不育、胎衣不下。

RFh5-6：子宫脱垂、月经不调、膀胱炎、睾丸炎。

RFh5-12：心中烦热、心痛、腹胀、消化不良、反胃呕吐、腹中雷鸣、积聚痞块、黄疸。

【针刺手法】直刺或斜刺，直刺入 0.5~1.2 寸，也可根据疾病的情况往不同方向斜刺入 0.8~1.5 寸。

6. 腹六环穴（RFh6）

【穴位位置】在腹部。

【取穴方法】取正坐位或仰卧位，在腹部以肚脐为中心，将脐周到腰部边缘的水平线平均分为 6 等份，依次旁开 1 等份、2 等份、3 等份、4 等份、5 等份、6 等份的距离分别作同心环，在 6 等份处所作的圆环上的穴位称为腹六环穴。在圆环上对应时钟的 1~12 时刻处各取 1 个穴位，分别记为：在 1 时刻处为腹六环 1 穴，记为 RFh6-1；在 2 时刻处为腹六环 2 穴，记为 RFh6-2；在 3 时刻处为腹六环 3 穴，记为 RFh6-3。以此类推，在 12 时刻处为腹六环 12 穴，记为 RFh6-12。（图 80）

【主治病症】本组穴位有调气、补虚的功效，以调顺谷道、水道之气为首要，临床多用于治疗气行不畅所致的胁肋胀痛、胃脘胀痛、腹部胀痛、疝气等。

RFh6-1（RFh6-11）：胸痛、胸背肩肋疼痛、心痛、咯血、喘嗽、呕吐、腹中雷鸣、食欲差、疝气。

RFh6-2（RFh6-10）：胸胁胀痛、呕吐、呃逆、泄泻、消化不良、咳喘、肝炎、肋间神经痛、胆囊炎。

RFh6-3（RFh6-9）：月经不调、小腹疼痛、赤白带下、腰肋背痛。

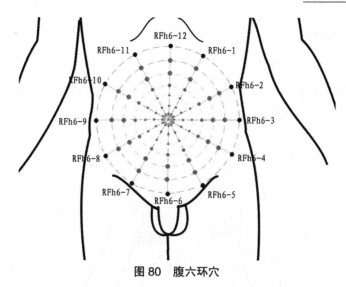

图 80　腹六环穴

RFh6-4（RFh6-8）：腹中积聚疼痛、痔疮、腹股沟疼痛、睾丸炎、子宫内膜炎。

RFh6-5（RFh6-7）：疝气痛、阴茎痛、子宫脱垂。

RFh6-6：疝气、尿频、尿痛、小腹满胀、遗尿、遗精、阳痿、早泄。

RFh6-12：咳嗽气逆、心痛、心闷、黄疸、呕吐、呕血、吐痢、气逆上冲、惊悸、癫痫。

【针刺手法】直刺或斜刺，直刺入 0.5~1.2 寸，也可根据疾病的情况往不同方向斜刺入 0.8~1.5 寸。

第三节　背部穴位

壮医针刺在背部没有环穴，只有用于浅刺、挑刺或拔罐的区域和经验穴。

一、背三区

在背部，壮医针刺有三大功能区域，简称背三区，分别称为解毒区、减压区和通阳区。没有具体穴位，临床可灵活应用于浅刺、挑刺、拔罐、手法治疗或敷疗。

（一）解毒区

【穴位位置】在背部。

【取穴方法】取正坐位或俯卧位，在背部两边肩胛区及肩胛区的外侧部分称为解毒区（图81）。

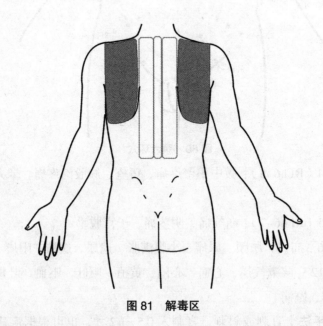

图81　解毒区

【主治病症】本区域有解毒、通调气道、通路止痛的功效，用于治疗感冒及各种原因引起的发热。

【用法】拔罐、浅刺或针挑、刺血。

（二）减压区

【穴位位置】在背部。

【取穴方法】取正坐位或俯卧位，在背部两边肩胛区内侧至脊柱的部分即背脊肌部分，称为减压区（图82）。

【主治病症】本区域有疏肝气、解郁结，通调气道、谷道，通路止痛的功效。用于治疗情绪紧张、焦虑不安、胸闷善太息、肋胁胀痛、入睡困难、多梦易醒、急躁易怒、疲倦乏力等。

【用法】拔罐、手法，浅刺或针挑、刺血。

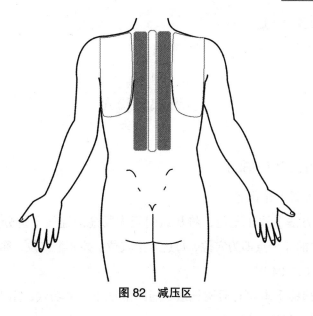

图82　减压区

（三）通阳区

【穴位位置】在背部。

【取穴方法】取正坐位或俯卧位，在背部胸脊柱的部分称为通阳区（图 83）。

【主治病症】本区域有通阳气、调气道、通路止痛的功效，用于治疗

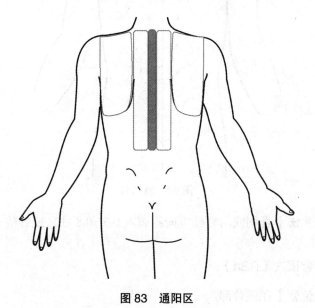

图83　通阳区

阳气受阻的各种病症。

【用法】拔罐、手法，浅刺或针挑、刺血。

二、背部经验穴

（一）背八穴（RBb）

【穴位位置】在背部。

【取穴方法】取正坐位，将从风门至大肠俞的连线平均分为5等份，在等份点处的4个点即为穴位，每边4个穴位，共8个穴位，称为背八穴，记为RBb。（图84）

【主治病症】本穴有通调气道、通路散结止痛的功效，用于治疗感冒及各种原因引起的发热。

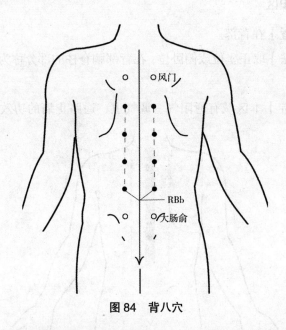

图84 背八穴

【针刺手法】直刺或向脊柱方向斜刺入0.5~0.8寸，或针挑、刺血。

（二）背顶穴（RBd）

【穴位位置】在颈背部。

【取穴方法】取正坐位，低头，以颈部下端第七颈椎棘突部最高点为穴位，称为背顶穴，记为 RBd（图85）。

【主治病症】本穴有升发阳气，补虚扶弱，通调龙路、火路，解热止痛的功效，古壮医多用于治疗痧病、瘴病，是壮医治疗痧病和瘴病的经验名穴。现在临床常用于治疗感冒及各种原因引起的发热、呕吐、鼻出血等。

【针刺手法】斜刺入 0.5~0.8 寸，或针挑、刺血。

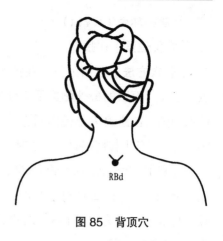

图85　背顶穴

第四节　腰部环穴

腰部环穴有 3 个环。在腰部，以肚脐在后腰脊柱上的对应点为中心点，将中心点至腰的最外侧边平均分为 4 等份，然后以中心点为圆心，以等份点到圆心的距离为半径作同心环，有 3 个等份点即画 3 个同心环，在各环上按时钟的 1~12 时刻分成 12 等份，每个时刻处为 1 个穴位，一个环有 12 个穴位，3 个环共 36 个穴位。由内往外，第一个环上的穴位称为腰一环穴，第二个环上的穴位称为腰二穴环，第三个环上的穴位称为腰三穴环（图86）。

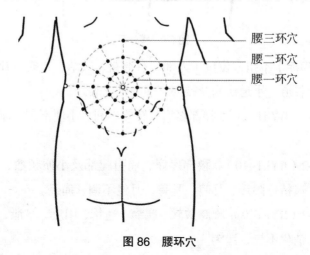

腰三环穴
腰二环穴
腰一环穴

图86　腰环穴

1. 腰一环穴（RYh1）

【穴位位置】在腰部。

【取穴方法】取俯卧位，在腰部以肚脐在后腰脊柱上的对应点为中心点，中心点至腰的最外侧边平均分为 4 等份，然后以中心点为圆心，以等份点到圆心的距离为半径作同心环。由里向外的第一个等份点所作的环为腰一环，在环上按时钟的 1~12 时刻分成 12 等份，每个时刻处为 1 个穴位，一个环有 12 个穴位，称为腰一环穴。分别记为：在 1 时刻处为腰一环 1 穴，记为 RYh1-1；在 2 时刻处为腰一环 2 穴，记为 RYh1-2；在 3 时刻处为腰一环 3 穴，记为 RYh1-3。以此类推，在 12 时刻处为腰一环 12 穴，记为 RYh1-12。（图 87）

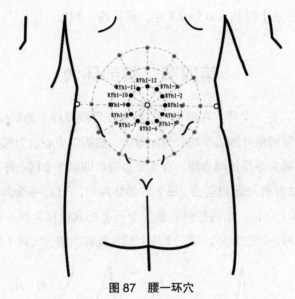

图 87　腰一环穴

【主治病症】本组穴位位于人部，有通路、散结、止痛、补虚的功效，多用于治疗谷道、水道疾病及腰部疼痛、肾虚等。

RYh1-1（RYh1-11）：腰部疼痛、转侧不利、小便不利、尿频、头晕、月经不调。

RYh1-2（RYh1-10）：腰部疼痛、痛引腿部及小便频数、赤白带下、畏寒怕冷、遗精、阳痿、耳鸣、耳聋、月经不调、痛经。

RYh1-3（RYh1-9）：腰膝酸软、腰痛、遗精、阳痿、早泄、不孕不育、月经不调、消化不良、泄泻。

RYh1-4（RYh1-8）：腰痛、腰部冷痛、消化不良、泄泻、小便不利。

RYh1-5（RYh1-7）：腰痛、腰部冷痛、遗精、遗尿、便秘。

RYh1-6：虚劳、腰痛、遗精、阳痿、早泄、尿不净、赤白带下、月经不调、不孕不育、泄泻。

RYh1-12：腰脊疼痛、消化不良、泄泻、肠鸣腹痛。

【针刺手法】斜刺入 0.5~0.8 寸。

2. 腰二环穴（RYh2）

【穴位位置】在腰部。

【取穴方法】取俯卧位，在腰部以肚脐在后腰脊柱上的对应点为中心点，中心点至腰的最外侧边平均分为 4 等份，然后以中心点为圆心，以等份点到圆心的距离为半径作同心环。由里向外的第二个等份点所作的环为腰二环，在环上按时钟的 1~12 时刻分成 12 等份，每个时刻处为 1 个穴位，一个环有 12 个穴位，称为腰二环穴。分别记为：在 1 时刻处为腰二环 1 穴，记为 RYh2-1；在 2 时刻处为腰二环 2 穴，记为 RYh2-2；在 3 时刻处为腰二环 3 穴，记为 RYh2-3。以此类推，在 12 时刻处为腰二环 12 穴，记为 RYh2-12。（图 88）

【主治病症】本组穴位位于人部，有通谷道、水道，通火路，散结止

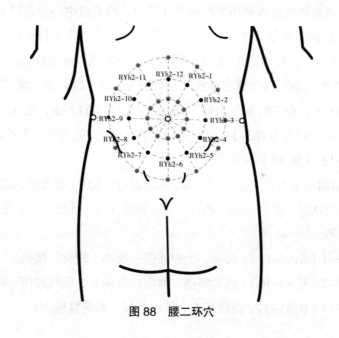

图 88 腰二环穴

痛的功效，多用于治疗腹痛腹泻、便秘、阳痿、遗精、小便不利、腰腿疼痛等。

RYh2-1（RYh2-11）：腰背痛、胸胁痛、反胃、呕吐、胃脘痛、消化不良、泄泻、黄疸、小便不利、水肿。

RYh2-2（RYh2-10）：腰脊疼痛、腹胀、肠鸣腹泻、消化不良、阳痿、遗精、水肿、小便不净。

RYh2-3（RYh2-9）：腰脊疼痛、肠鸣、泄泻、久泻、月经不调、遗精、阳痿、早泄。

RYh2-4（RYh2-8）：痛引腰腿、腰痛、痛经、月经不调、崩漏。

RYh2-5（RYh2-7）：腰痛、月经不调、痔疮、痔疮疼痛。

RYh2-6：腰骶疼痛、腰部冷痛、下肢痿痹、小腹疼痛、月经不调、赤白带下、遗精、阳痿。

RYh2-12：腰脊疼痛、腹胀、食欲差、小儿疳积。

【针刺手法】斜刺入0.5~0.8寸。

3.腰三环穴（RYh3）

【穴位位置】在腰部。

【取穴方法】取俯卧位，在腰部以肚脐在后腰脊柱上的对应点为中心点，中心点至腰的最外侧边平均分为4等份，然后以中心点为圆心，以等份点到圆心的距离为半径作同心环，由里向外的第三个等份点所作的环为腰三环，在环上按时钟的1~12时刻分成12等份，每个时刻处为1个穴位，一个环12个穴位，称为腰三环穴。分别记为：在1时刻处为腰三环1穴，记为RYh3-1；在2时刻处为腰三环2穴，记为RYh3-2；在3时刻处为腰三环3穴，记为RYh3-3。以此类推，在12时刻处为腰三环12穴，记为RYh3-12。（图89）

【主治病症】本组穴位位于人部，有通谷道、水道，通火路、疏筋理气、散结止痛的功效，多用于治疗胸胃不适、胁肋疼痛、月经不调、腰背疼痛、腰骶疼痛等。

Ryh3-1（Ryh3-11）：胁痛、上腹胀痛、肠鸣、便秘、腰痛。

Ryh3-2（Ryh3-10）：胸胁疼痛、背痛、食欲差、肠鸣腹泻、呕吐。

Ryh3-3（Ryh3-9）：腰肌疼痛、腰肌劳损、肠鸣腹痛。

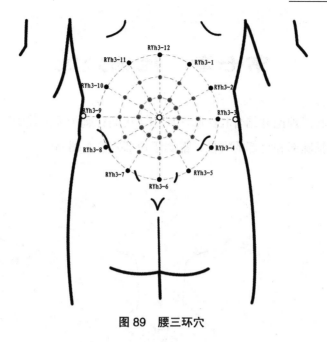

图 89　腰三环穴

Ryh3-4（Ryh3-8）：腰痛、腹胀、泄泻。

Ryh3-5（Ryh3-7）：腹胀、肠鸣、大小便不利、腰骶疼痛。

Ryh3-6：腰骶疼痛、月经不调、头痛、神经衰弱、便秘。

Ryh3-12：脊背疼痛、胃痛、腹痛、癫痫、抽筋、疝气。

【针刺手法】斜刺入 0.5~0.8 寸。

第七章　地部穴位

　　根据壮医理论并结合壮医临床应用、民间针刺传承的经验，人体的下部穴位包括腿部和足部的穴位，都属于地部穴位（图90）。

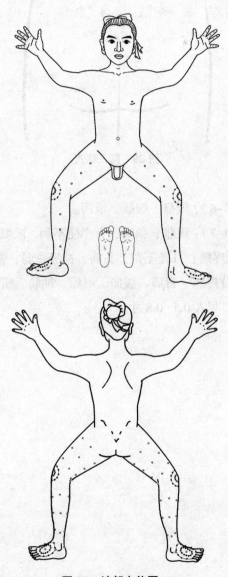

图 90　地部穴位图

第一节 腿部穴位

腿部穴位包括腿部环穴和腿部经验穴两部分。

一、腿部环穴

（一）膝环穴（DXh）

膝环穴有 2 个环。由内向外第一个环上的穴位称为膝一环穴，第二个环上的穴位称为膝二环穴。沿着髌骨边缘的凹陷处为圆环，这是膝一环。再以膝一环穴为圆周，向外 2 横指的距离再作一个圆环，这是膝二环。然后对应时钟的 1~12 时刻，每个时刻处各取 1 个穴位，计 24 个穴位（图 91）。

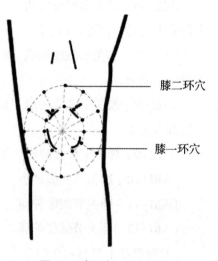

膝二环穴

膝一环穴

图 91　膝环穴

1. 膝一环穴（DXh1）

【穴位位置】在膝关节部。

【取穴方法】取正坐位或仰卧位，以髌骨为中心，沿着髌骨边缘的凹陷处作一圆环，为膝一环。在左膝一环上对应时钟的 1~12 时刻，每个时刻处各取 1 个穴位，计 12 个穴位，称为膝一环穴。分别记为：在 1 时刻处为膝一环 1 穴，记为 DXh1-1；在 2 时刻处为膝一环 2 穴。记为 DXh1-2；在 3 时刻处为膝一环 3 穴，记为 DXh1-3。以此类推，在 12 时刻处为膝一环 12 穴，记为 DXh1-12。右膝参照左膝记位取穴，与左膝穴位成一镜像（图 92）。

【主治病症】本组穴位环绕膝髌，有消肿散结、通路止痛的功效，临床主要用于治疗膝关节炎、膝关节酸胀肿痛、下肢麻木无力等症。

DXh1-1：膝关节酸胀肿痛、鹤膝风、下肢无力、乳痈。

DXh1-2：膝关节酸胀肿痛、鹤膝风、下肢麻木无力。

DXh1-3：膝关节酸胀肿痛、鹤膝风、下肢麻木无力。

DXh1-4：膝关节酸胀肿痛、鹤膝风、下肢麻木无力。

DXh1-5：膝关节酸胀肿痛、鹤膝风、下肢麻木无力。

DXh1-6：膝关节酸胀肿痛、鹤膝风、下肢麻木无力、口舌生疮。

DXh1-7：膝关节酸胀肿痛、鹤膝风、下肢麻木无力。

DXh1-8：膝关节酸胀肿痛、鹤膝风、下肢麻木无力。

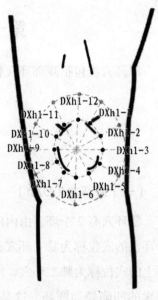

图 92　膝一环穴

DXh1-9：膝关节酸胀肿痛、下肢麻木无力。

DXh1-10：膝关节酸胀肿痛、下肢麻木无力。

DXh1-11：膝关节酸胀肿痛、下肢麻木无力。

DXh1-12：膝关节酸胀肿痛、下肢麻木无力。

【针刺手法】斜刺入 0.8~1 寸。

2. 膝二环穴（DXh2）

【穴位位置】在膝关节部。

【取穴方法】取正坐位或仰卧位，以膝一环为圆周，向外 2 横指的距离再作一个圆环，是膝二环。在左膝二环对应时钟的 1~12 时刻，每个时刻处各取 1 个穴位，计 12 个穴位，称为膝二环穴。分别记为：在 1 时刻处为膝二环 1 穴，记为 DXh2-1；在 2 时刻处为膝二环 2 穴，记为 DXh2-2；在 3 时刻处为膝二环 3 穴，记为 DXh2-3。以此类推，在 12 时刻处为膝二环 12 穴，记为 DXh2-12。右膝参照左膝记位取穴，与左膝穴位成一镜像（图 93）。

【主治病症】本组穴位环绕膝部，有消肿散结、通路止痛的功效，且能补虚解毒，临床上主要用于治疗膝关节炎、下肢痿痹、胃痛、腹胀、腹痛、月经不调等。

DXh2-1：膝关节肿痛、下肢无力、胃胀、胃痛。

DXh2-2：膝关节肿痛、下肢麻木无力。

DXh2-3：膝关节肿痛、下肢麻木无力。

DXh2-4：膝关节肿痛、下肢麻木无力、足内翻。

DXh2-5：膝肿痛、下肢麻木无力、乳疾、黄疸、小儿惊风。

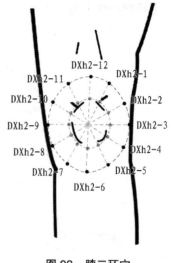

图93　膝二环穴

DXh2-6：膝关节肿痛、下肢痿痹。

DXh2-7：膝痛、水肿、腹胀、腹泻。

DXh2-8：膝肿痛、下肢痿痹、咽喉肿痛。

DXh2-9：膝肿痛、下肢痿痹、月经不调、赤白带下。

DXh2-10：膝关节肿痛、下肢麻木无力。

DXh2-11：膝肿痛、月经不调、风疹瘙痒。

DXh2-12：膝关节肿痛，下肢痿痹、麻木、瘫痪。

【针刺手法】直刺或斜刺，直刺入 0.~50.8 寸，也可根据疾病的情况往不同方向斜刺入 1~1.5 寸。

二、腿部经验穴

（一）内三杆（DNSg）

在大腿内侧部，自腹股沟中点沿着大腿内侧中线至膝关节上缘内侧中点连线的中点即为内中杆（DNzg），自腹股沟中点沿着大腿内侧中线至内中杆连线的中点即为内上杆（DNsg），内中杆至膝关节上缘内侧连线的中点即为内下杆（DNxg），此三穴合称内三杆（DNSg）（图94）。内三杆主要用于治疗阴部疾病和肝脏疾病。

【针刺手法】直刺入 1~2 寸。

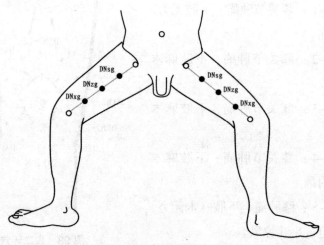

图 94　内三杆

1. 内上杆（DNsg）

【穴位位置】在大腿部。

【取穴方法】在大腿部，自腹股沟中点沿着大腿内侧中线至内中杆连线的中点即为内上杆（图 95）。

【主治病症】阴部疾病、内侧大腿肌肉抽痛、月经不调。

【针刺手法】直刺入 1~2 寸。

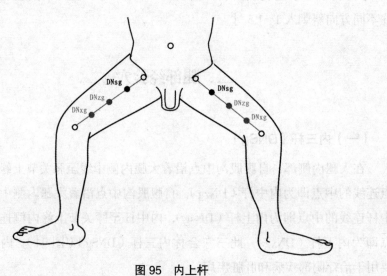

图 95　内上杆

2. 内中杆（DNzg）

【穴位位置】在大腿部。

【取穴方法】在大腿部，自腹股沟中点沿着大腿内侧中线至膝关节上缘内侧中点连线的中点即为内中杆（图96）。

【主治病症】阴部疾病、内侧大腿肌肉抽痛、胁肋痛、月经不调等。

【针刺手法】直刺入1~2寸。

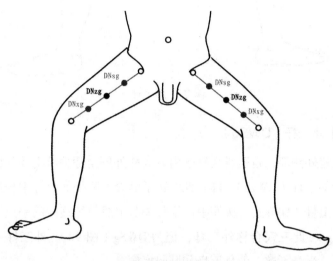

图96 内中杆

3. 内下杆（DNxg）

【穴位位置】在大腿部。

【取穴方法】在大腿部，内中杆至膝关节上缘内侧连线的中点即为内下杆（图97）。

【主治病症】肝郁胁痛、阴部疾病、内侧大腿肌肉抽痛等。

【针刺手法】直刺入1~2寸。

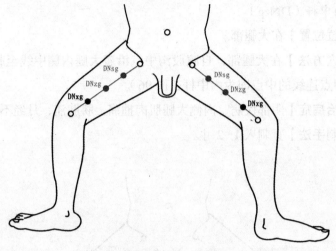

图 97　内下杆

（二）外三杆（DWSg）

　　在大腿外侧部，自股骨大转子沿着大腿外侧至膝关节上缘外侧连线的中点即为外中杆（DWzg），自股骨大转子沿着大腿外侧至外中杆连线的中点即为外上杆（DWsg），从外中杆至膝关节上缘外侧连线的中点即为外下杆（DWxg），此三穴合称外三杆，记为 DWSg（图 98）。外三杆主要用于治疗失眠、半身不遂、消化不良和肝胆疾病等。

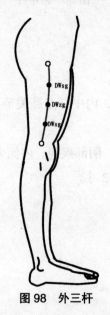

图 98　外三杆

1. 外上杆（DWsg）

【**穴位位置**】在大腿外侧部。

【**取穴方法**】在大腿外侧部，自股骨大转子沿着大腿外侧至外中杆连线的中点即为外上杆（图99）。

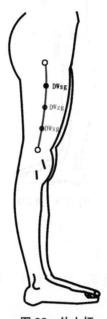

图99　外上杆

【**主治病症**】腰腿疼痛、半身不遂、胁肋痛等。

【**针刺手法**】直刺入1.5~3寸。

2. 外中杆（DWzg）

【**穴位位置**】在大腿外侧部。

【**取穴方法**】在大腿外侧部，自股骨大转子沿着大腿外侧至膝关节上缘外侧连线的中点即为外中杆（图100）。

【**主治病症**】颈肩痛、胸背痛、口眼歪斜、腰腿痛、风湿痹痛、半身不遂等。

【**针刺手法**】直刺入1.5~3寸。

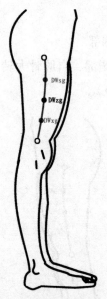

图 100　外中杆

3. 外下杆（DWxg）

【穴位位置】在大腿外侧部。

【取穴方法】在大腿外侧部，从外中杆至膝关节上缘外侧连线的中点即为外下杆（图 101）。

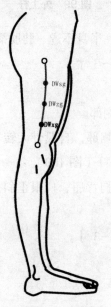

图 101　外下杆

【**主治病症**】面部麻痹、面肌痉挛、口眼歪斜等。

【**针刺手法**】直刺入 1~2 寸。

（三）前三杆（DQSg）

在大腿前部，自腹股沟中点至髌骨最高点连线的中点即为前中杆（DQzg），自腹股沟中点至前中杆连线的中点即为前上杆（DQsg），自前中杆穴至髌骨最高点连线的中点即为前下杆（DQxg），合称为前三杆，记为DQSg（图 102）。主要用于治疗"咪钵"（肺）的病症，对治疗胸痛、胁肋痛、背痛、乳房痛、鼻炎、目疾、甲状腺肿大、痤疮等病症也有良好的效果。前三杆同时使用还可以治疗下肢扭伤等。

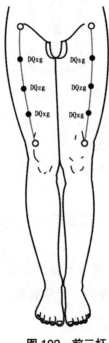

图 102　前三杆

1. 前上杆（DQsg）

【**穴位位置**】在大腿部。

【**取穴方法**】在大腿前部，自腹股沟中点至前中杆连线的中点即为前上杆（图 103）。

【**主治病症**】胁肋痛、肋间神经痛、胸部外伤疼痛、腰背疼痛、乳房疼痛、

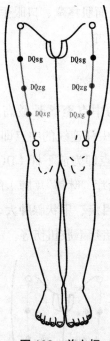

图 103　前上杆

肺部病症、面神经麻痹、鼻炎、耳鸣、耳聋、皮肤疾病、下肢扭伤等。

【针刺手法】直刺入 1.5~2 寸。

2. 前中杆（DQzg）

【穴位位置】在大腿部。

【取穴方法】在大腿前部，自腹股沟中点至髌骨最高点连线的中点即为前中杆（图 104）。

【主治病症】下肢麻痛、半身不遂、心悸、胁肋痛、肋间神经痛、胸部外伤疼痛、腰背痛、乳房疼痛、肺部病症、面神经麻痹、鼻炎、耳鸣、耳聋、牛皮癣和皮肤疾病等。

【针刺手法】直刺入 1~2.5 寸。

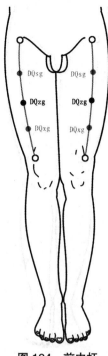

图 104　前中杆

3. 前下杆（DQxg）

【**穴位位置**】在大腿部。

【**取穴方法**】在大腿前部，自前中杆穴至髌骨最高点连线的中点即为前下杆（图 105）。

【**主治病症**】肌肉萎缩、胁肋痛、肋间神经痛、胸部外伤疼痛、腰背痛、乳房疼痛、肺部病症、面神经麻痹、鼻炎、耳鸣、耳聋、牛皮癣和皮肤疾病等。

【**针刺手法**】直刺入 1~2 寸。

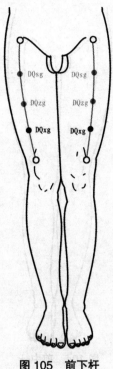

图 105　前下杆

（四）后三杆（DHSg）

在大腿部，自臀横纹中点沿着大腿后侧中线至腘横纹中点即为后中杆（DHzg），自臀横纹中点沿着大腿后侧中线至后中杆连线的中点即为后上杆（DHsg），自后中杆沿着大腿后侧中线至腘横纹连线中点即为后下杆（DHxg），合称为后三杆，记为 DHSg（图 106）。后三杆主要用于治疗腰骶臀股部疼痛以及下肢病症等。

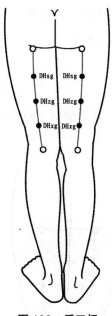

图 106　后三杆

1. 后上杆（DHsg）

【穴位位置】在大腿部。

【取穴方法】在大腿部，自臀横纹中点沿着大腿后侧中线至后中杆连线的中点即为后上杆（图 107）。

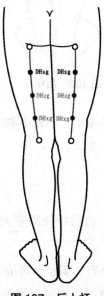

图 107　后上杆

【主治病症】腰骶臀股部疼痛、痔疮等。

【针刺手法】直刺入 1.5~2.5 寸。

2. 后中杆（DHzg）

【穴位位置】在大腿部。

【取穴方法】在大腿部，自臀横纹中点沿着大腿后侧中线至后中杆连线的中点即为后中杆（图 108）。

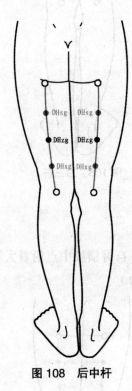

图 108　后中杆

【主治病症】腰骶臀股部疼痛、小便不利。

【针刺手法】直刺入 1.5~2.5 寸。

3. 后下杆（DHxg）

【穴位位置】在大腿部。

【取穴方法】在大腿部，自后中杆沿着大腿后侧中线至腘横纹连线中点即为后下杆（图 109）。

【主治病症】腰背痛、腹痛、痛经、痔疮、小便不利、下肢病症等。

【针刺手法】直刺入 1~2 寸，也可以根据疾病的情况针挑、刺血。

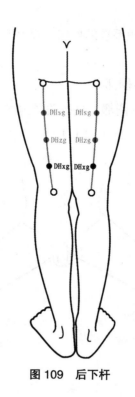

图 109　后下杆

（五）内三桩（DNSz）

在小腿内侧部，自膝关节内侧下缘沿着小腿内侧中线至内踝高处连线的中点即为内中桩（DNzz），自膝关节内侧下缘沿着小腿内侧中线至内中桩连线的中点即为内上桩（DNsz），自内中桩沿着小腿内侧至内踝高处连线的中点即为内下桩（DNxz），合称内三桩，记为 DNSz（图 110）。内三

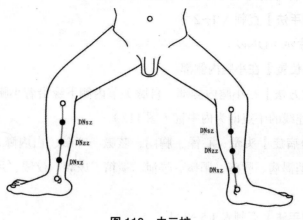

图 110　内三桩

桩主要用于治疗肾病、生殖系统的疾病、脾胃疾病等。

1. 内上桩（DNsz）

【穴位位置】在小腿内侧部。

【取穴方法】在小腿内侧部，自膝关节内侧下缘沿着小腿内侧中线至内中桩连线的中点即为内上桩（图111）。

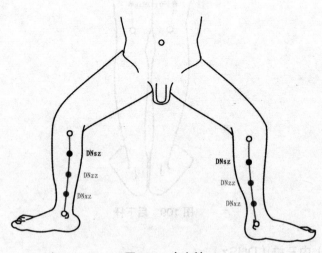

图111　内上桩

【主治病症】头晕、心悸、哮喘、胃逆呕吐、胃脘痛、牙痛、腰痛、阳痿、早泄、尿频、夜尿、月经不调、生殖疾病等。

【针刺手法】直刺入1~2寸。

2. 内中桩（DNzz）

【穴位位置】在小腿内侧部。

【取穴方法】在小腿内侧部，自膝关节内侧下缘沿着小腿内侧中线至内踝高处连线的中点即为内中桩（图112）。

【主治病症】头晕、心悸、胸闷、咳嗽、哮喘、白内障、胃逆呕吐、胃脘痛、消渴病、腰痛、阳痿、早泄、遗精、尿频、夜尿、月经不调、生殖疾病等。

【针刺手法】直刺入1.5~3寸。

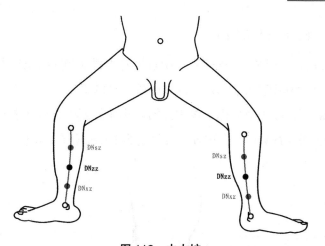

图 112　内中桩

3. 内下桩（DNxz）

【穴位位置】在小腿内侧部。

【取穴方法】在小腿内侧部，自内中桩沿着小腿内侧至内踝高处连线的中点即为内下桩（图 113）。

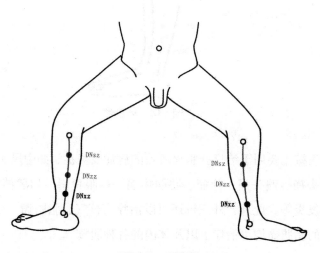

图 113　内下桩

【主治病症】胃脘痛、腹胀、磨牙、消渴病、腰痛、阳痿、早泄、遗精、不孕不育、精少、夜尿、月经不调、生殖疾病等。

【针刺手法】直刺入 1~2 寸。

（六）外三桩（DWSz）

在小腿部，自膝关节外侧下缘中点沿着小腿外侧中线至外踝最高点连线的中点即为外中桩（DWzz），从外中桩至外踝最高点连线的中点即为外下桩（DWxz），膝关节外侧下缘中点沿着小腿外侧中线至外中桩连线的中点即为外上桩（DWsz），合称外三桩，记为DWSz（图114）。

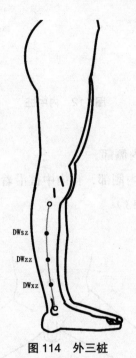

DWsz

DWzz

DWxz

图114　外三桩

外三桩主要用于治疗肝胆火所致的病症及炎症，如中风、耳鸣、耳聋、目赤、头痛、偏头痛、牙痛、胁肋疼痛、口眼歪斜、口腔溃疡、咽喉炎、扁桃体发炎等。此外，外三桩还可以治疗梅核气、脂肪瘤（全身各部由痰湿引起的脂肪瘤均可治疗）以及体内的各种肌瘤。

特别注意：外三桩需从两骨骨缝之间刺入，才能收到良好的疗效。

1. 外上桩（DWsz）

【穴位位置】在小腿部。

【取穴方法】在小腿部，膝关节外侧下缘中点沿着小腿外侧中线至外中桩连线的中点即为外上桩（图115）。

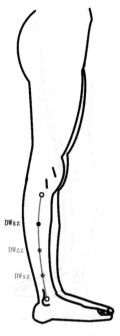

图 115　外上桩

【**主治病症**】面肌痉挛、面肌麻痹、偏头痛、头痛、手腕扭伤、胆囊炎、脑卒中、耳鸣、耳聋、目赤、胁肋疼痛、口眼歪斜、牙痛、口腔溃疡、咽喉炎、扁桃体发炎等。

【**针刺手法**】直刺入 1~1.5 寸。

2. 外中桩（DWzz）

【**穴位位置**】在小腿部。

【**取穴方法**】在小腿部，自膝关节外侧下缘中点沿着小腿外侧中线至外踝最高点连线的中点即为外中桩（图 116）。

【**主治病症**】咽喉肿痛、腹痛腹泻、脑卒中、耳鸣、耳聋、目赤、头痛、偏头痛、牙痛、胁肋疼痛、口眼歪斜、口腔溃疡、咽喉炎、扁桃体发炎等。

【**针刺手法**】直刺入 1~1.5 寸。

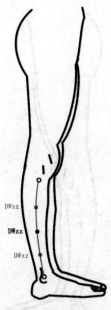

图 116 外中桩

3. 外下桩（DWxz）

【穴位位置】 在小腿部。

【取穴方法】 在小腿部，从外中桩至外踝最高点连线的中点即为外下桩（图 117）。

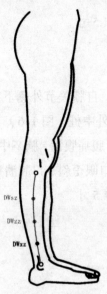

图 117 外下桩

【**主治病症**】偏头痛、头痛、目赤、眼痛、胸胁疼痛、中风、耳鸣、耳聋、偏头痛、牙痛、胁肋疼痛、口眼歪斜、口腔溃疡、咽喉炎、扁桃体发炎等。

【**针刺手法**】直刺入 1~1.5 寸。

（七）前三桩（DQSz）

在小腿部，自膝关节下缘沿着胫骨外缘至足背踝关节横纹分 4 等份，其 3 个等份点即为穴位，从上至下分别叫前上桩（DQsz）、前中桩（DQzz）和前下桩（DQxz），合称前三桩，记为 DQSz（图 118）。主要用于治疗谷道肠胃病症以及颈部、咽喉、口、牙、鼻等病。

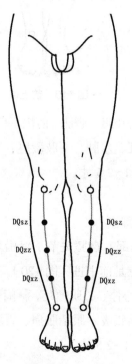

图 118　前三桩

1. 前上桩（DQsz）

【**穴位位置**】在小腿部。

【**取穴方法**】在小腿部，自膝关节下缘沿着胫骨外缘至足背横纹分 4 等份，其中最上面的等分点是前上桩（图 119）。

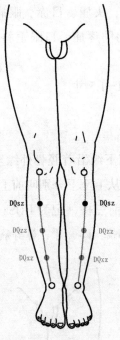

图 119　前上桩

【主治病症】胃脘痛、呕吐、腹胀、消化不良、泄泻、便秘、痢疾、疳积、中风、心悸、气短、癫狂、水肿、下肢痿痹、下肢不遂、虚劳、牙痛等。

【针刺手法】直刺入 1～2.5 寸。

2. 前中桩（DQzz）

【穴位位置】在小腿部。

【取穴方法】在小腿部，自膝关节下缘沿着胫骨外缘至足背横纹分 4 等份，其中中间的等份点是前中桩（图 120）。

【主治病症】头晕、心悸、心肌梗死、胸闷、咳嗽、哮喘、甲状腺肿大、白内障、眼角膜炎、眼结膜炎、眼睛胀痛、胃脘痛等。

【针刺手法】直刺入 1～2.5 寸。

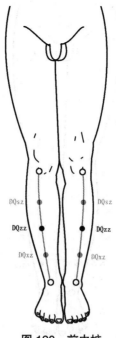

图 120　前中桩

3. 前下桩（DQxz）

【穴位位置】在小腿部。

【取穴方法】在小腿部，自膝关节下缘沿着胫骨外缘至足背横纹分 4 等份，其中最下面的等份点是前下桩（图 121）。

【主治病症】头晕、头痛、甲状腺肿大、胃脘痛、腹胀、便秘、下肢萎痹、乳腺病等。

【针刺手法】直刺入 1~1.5 寸。

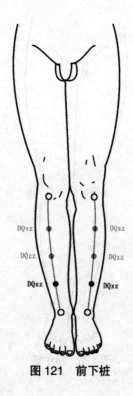

图 121　前下桩

（八）后三桩（DHSz）

在小腿部，自腘横纹中点沿着小腿后侧中线至跟腱平踝骨高点处分 4 等分，其 3 个等分点即为穴位，从上至下分别叫后上桩（DHsz）、后中桩（DHzz）和后下桩（DHxz），合称后三桩，记为 DHSz（图 122）。主要用于治疗头痛、颈项强痛、腰骶疼痛、痔疮、下肢痿痹、坐骨神经痛等病症。

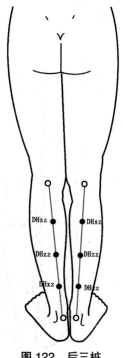

图 122　后三桩

1. 后上桩（DHsz）

【**穴位位置**】在小腿部。

【**取穴方法**】在小腿部，自腘横纹中点沿着小腿后侧中线至跟腱平踝骨高点处分 4 等份，其中最上面的等份点是后上桩（图 123）。

【**主治病症**】腰扭伤、脱肛、痔疮、便秘。

【**针刺手法**】直刺入 1~2 寸，也可根据疾病的情况针挑、刺血。

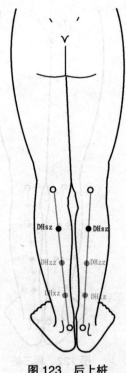

图 123　后上桩

2. 后中桩（DHzz）

【穴位位置】在小腿部。

【取穴方法】在小腿部，自腘横纹中点沿着小腿后侧中线至跟腱平踝骨高点处分 4 等份，其中中间的等份点是后中桩（图 124）。

【主治病症】小腿转筋、腓肠肌疼痛、痔疮、便秘。

【针刺手法】直刺入 1~2 寸。

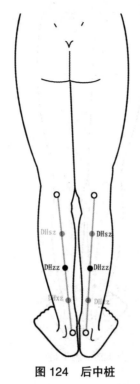

图 124 后中桩

3. 后下桩（DHxz）

【穴位位置】在小腿部。

【取穴方法】在小腿部，自腘横纹中点沿着小腿后侧中线至跟腱平踝骨高点处分 4 等份，其中最下面的等份点是后下桩（图 125）。

【主治病症】脊柱闪挫、扭伤、落枕、小腿转筋、郁证。

【针刺手法】直刺入 1~2 寸。

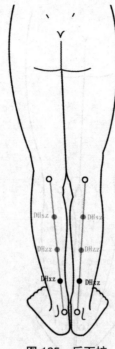

图 125　后下桩

（九）地桩（DDz）

【穴位位置】在小腿下部。

【取穴方法】在小腿下部、足后跟上，平两踝骨高点处与跟腱的连线是地桩，记为 DDz（图 126）。

【主治病症】脊柱闪挫、急性腰扭伤、落枕、颈椎病、颈项强痛、头后侧痛、骨质增生症、小腿转筋、郁证。

【针刺手法】直刺入 0.5~0.8 寸。

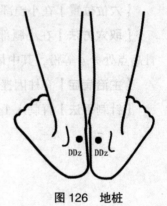

图 126　地桩

（十）腿弯穴（DTw）

【穴位位置】在腘窝。

【取穴方法】腘横纹中点即是腿弯穴，记为 DTw（图 127）。

【主治病症】腰背疼痛、下肢痿痹、小腿转筋、半身不遂、痈疽肿毒、腹痛吐泻、小便不利、痔疮。

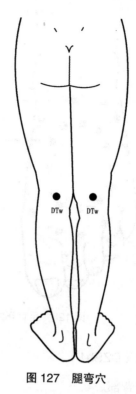

图 127 腘弯穴

【针刺手法】直刺入 1~2 寸，也可根据疾病的情况针挑、刺血。

第二节 足部穴位

足部穴位包括足部环穴和足部经验穴两部分。

一、足部环穴

足部环穴主要是足背环穴。足背环穴在足的背面，有 2 个环，双足共有 48 个穴位（图 128）。主要用于治疗足背部疾病、乳房疾病、阴部疾病、谷道疾病等。

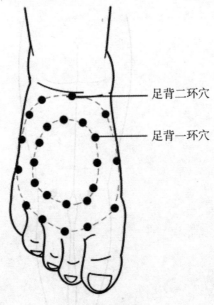

足背二环穴

足背一环穴

图 128　足背环穴

（一）足背一环穴（DZBh1）

【穴位位置】在足背部。

【取穴方法】取正坐位或仰卧位，在足背侧把足背横纹中点至第二、第三足趾趾蹼缘上方纹头之间分 4 等份，以足背中间点为中心，以 1 等份为半径沿足背形状作一圆环。在左足圆环上按时钟的 1~12 时刻分成 12 等份，每个时刻处为 1 个穴位，共 12 个穴位。分别记为：在 1 时刻处为足背一环 1 穴，记为 DZBh1-1；在 2 时刻处为足背一环 2 穴，记为 DZBh1-2；在 3 时刻处为足背一环 3 穴，记为 DZBh1-3。以此类推，在 12 时刻处为足背一环 12 穴，记为 DZBh1-12。右足参照左足记位取穴，与左足穴位成一镜像（图 129）。

【主治病症】壮医认为，足部穴位敏感，刺激足部，能通达"巧坞"（大脑），调节全身。本组穴位位于足背，有调畅天、人、地三部之气，通利火路，解毒补虚的功效，临床上多用于治疗足背肿痛麻木、腰腿疼痛、五官疾病、谷道病、水道病等。

DZBh1-1：坐骨神经痛、足背肿痛、麻木。

DZBh1-2：坐骨神经痛、足背肿痛、麻木。

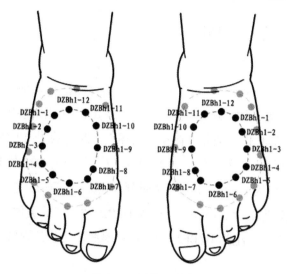

图 129　足背一环穴

DZBh1-3：腰痛、坐骨神经痛、耳鸣、耳聋、足背肿痛、麻木。

DZBh1-4：腰痛、坐骨神经痛、乳房疾病、足背肿痛、麻木。

DZBh1-5：腰痛、偏瘫、乳房疾病、肝胆病、足背肿痛、麻木。

DZBh1-6：消化不良、腹痛腹泻、肠炎、胃炎、小腿胀痛、足背肿痛、麻木。

DZBh1-7：脑血管病、高血压、青光眼、面神经麻痹、癫痫、头痛、眩晕、目赤肿痛、中风、口眼歪斜、小儿惊风、黄疸、胁痛、呕逆、腹胀、月经不调、痛经、经闭、带下、遗尿、癃闭、下肢痿痹、足背肿痛。

DZBh1-8：头痛、眩晕、目赤肿痛、胁痛、脾气暴躁、消化不良、腹胀、小腹疼痛、乳痈（内侧部）、乳腺增生（内侧部）、月经不调、痛经、不孕不育、腰痛、坐骨神经痛、足背肿痛、麻木。

DZBh1-9：足背肿痛、麻木。

DZBh1-10：足背肿痛、麻木、风疹、瘙痒、湿疹。

DZBh1-11：足背肿痛、麻木。

DZBh1-12：下肢麻木无力、足背肿痛。

【针刺手法】直刺或斜刺，直刺入 0.5~0.8 寸，也可根据疾病的情况往不同方向斜刺 1 寸。

（二）足背二环穴（DZBh2）

【穴位位置】在足背部。

【取穴方法】取正坐位或仰卧位，在足背侧把足背横纹中点至第二、第三足趾趾蹼缘上方纹头之间分4等份，以足背中间点为中心，以2等份为半径沿足背形状作一圆环。在左足圆环上按时钟的1~12时刻分成12等份，每个时刻处为1个穴位，共12个穴位。分别记为：在1时刻处为足背二环1穴，记为DZBh2-1；在2时刻处为足背二环2穴，记为DZBh2-2；在3时刻处为足背二环3穴，记为DZBh2-3。以此类推，在12时刻处为足背二环12穴，记为DZBh2-12。右足参照左足记位取穴，与左足穴位

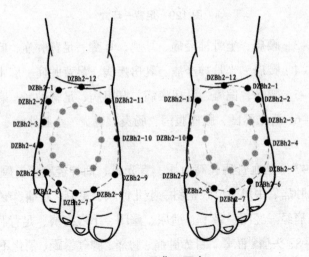

图130　足背二环穴

成一镜像（图130）。

【主治病症】本组穴位位于足背，有调畅天、人、地三部之气，通利火路，解毒补虚、开窍宁神的功效，临床上多用于治疗足背肿痛麻木、腰腿疼痛、头面五官疾病、谷道病、水道病、癫狂、痫症等。

DZBh2-1：颈项痛、下肢痿痹、踝部肿痛。

DZBh2-2：头痛、目痛、颈项痛、腰腿痛。

DZBh2-3：目痛、眩晕、颈项痛、腰腿痛。

DZBh2-4：眩晕、偏头痛、腮腺炎、颈项腰腿痛、足背肿痛、足趾肿痛。

DZBh2-5：乳房疼痛（外侧部）、乳腺增生（外侧部）、消化不良、肝胆病、下肢痿痹、足背肿痛。

DZBh2-6：消化不良、腹胀、腹痛、胃痛、乳痈、牙痛、咽喉肿痛、口臭、便秘、足背肿痛、麻木、足趾关节痛等。

DZBh2-7：头晕、心悸、晕厥、下颌痛、关节肿痛、小腹胀痛、月经不调、子宫肌瘤、阴痒、胎衣不下、足背肿痛。

DZBh2-8：心悸、头晕、胃痛、便秘、子宫肌瘤、妇科疾病、颈肩痛、足大趾关节疼痛。

DZBh2-9：胃痛、腹痛、肠鸣泄泻、便秘、足大趾关节疼痛。

DZBh2-10：足踝肿痛、乳房胀痛（内下侧）、腰痛。

DZBh2-11：内踝关节痛、足踝肿痛。

DZBh2-12：前额痛、恶心呕吐、口舌生疮、下肢痿痹。

【针刺手法】直刺或斜刺，直刺入0.5~0.8寸，也可根据疾病的情况往不同方向斜刺入0.6~1寸。

二、足部经验穴

足部经验穴有4个，分别是足背中穴、足心穴、地井穴和里内庭穴。

（一）足背中穴（DZBz）

【穴位位置】在足背部。

【取穴方法】在足背侧，足背中心点依照以间为穴的取穴方法，在第二、第三跖骨之间连接部前方凹陷处、第二跖骨间隙中即是足背中穴，记为DZBz（图131）。

【主治病症】胃痛、腹痛、泄泻、肠炎、阑尾炎、痛经、心悸、胸闷、前额头痛、足背肿痛等。

【针刺手法】直刺或斜刺，直刺入0.5寸，也可根据疾病的情况往不同方向斜刺入0.5~1寸。

【注意事项】一般只用一侧。

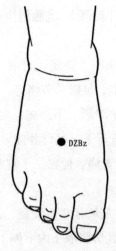

图 131 足背中穴

（二）足心穴（DZx）

【**穴位位置**】在足底部。

【**取穴方法**】取仰卧位、跷足姿势，位于足底部中点处取穴，左、右足各 1 个穴位，即为足心穴，记为 DZx（图 132）。

【**主治病症**】头晕、头胀痛、手臂痛、手指乏力等。

【**针刺手法**】直刺或斜刺，直刺入 0.5 寸，也可根据疾病的情况往不同方向斜刺入 0.5~1 寸。

（三）地井穴（DDj）

【**穴位位置**】在足底部。

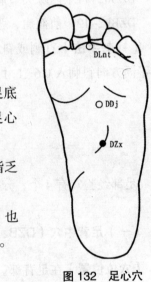

图 132 足心穴

【**取穴方法**】取仰卧位、跷足姿势，在足底前部凹陷处，第二、第三趾趾缝纹头端与足跟连线的前 1/3 处取穴，左、右足各 1 个穴位，即为地井穴，记为 DDj（图 133）。

【**主治病症**】眩晕、头痛、失眠、嗜睡、虚劳、高血压、神经衰弱、神经性头痛、三叉神经痛、癫痫、消渴症、过敏性鼻炎、更年期综合征、妇科疾病、各种肾虚劳损、阳痿、遗精等。

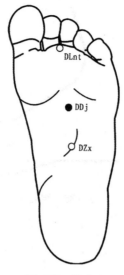

图 133　地井穴

【针刺手法】直刺或斜刺，直刺入 0.5~0.8 寸。

（四）里内庭穴（DLnt）

【穴位位置】在足底部。

【取穴方法】取仰卧位、跷足姿势，在第二趾与第三趾之间的趾根部，脚趾弯曲时趾尖碰到处，即第二趾趾根下约 1 厘米处取穴，左、右足各 1 个穴位，即为里内庭穴，记为 DLnt（图 134）。

【主治病症】大便秘结、食积、产后胞衣不下、闭经、足趾麻木、癫痫等。

【针刺手法】直刺或斜刺，直刺入 0.3~0.5 寸。

（五）踝后穴（DHh）

【穴位位置】在内踝部。

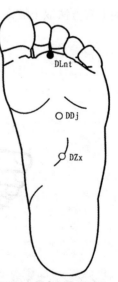

图 134　里内庭穴

【取穴方法】取正坐位或俯卧位，依据以间为穴的取穴原则，在内踝最高点往后 1 横指的凹陷处即是踝后穴，记为 DHh（图 135）。

【主治病症】慢性咽喉炎、口干咽燥、肾阴虚引起的大便干结、内踝

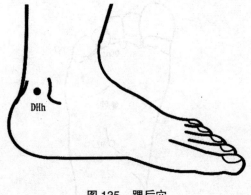

图 135 踝后穴

肿痛等。

【针刺手法】直刺入 0.5~0.8 寸。

（六）土坡穴（DTp）

【穴位位置】在外踝部。

【取穴方法】取正坐位或俯卧位，在外踝前下方凹陷处，用以间为穴的取穴方法取土坡穴，记为 DTp（图 136）。

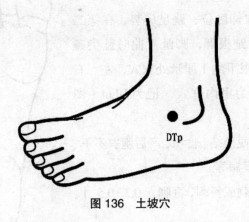

图 136 土坡穴

【主治病症】头晕、头痛、偏头痛、目赤肿痛、耳鸣、胸胁痛、颈肩痛、中风、偏瘫、坐骨神经痛、下肢萎痹、外踝肿痛等。

【针刺手法】直刺入 1~1.5 寸。

第八章 壮医针刺技法

壮医针刺技法即针刺的技术和方法，是壮族人民在长期的实践过程中总结出的、用相对简单的针具及针刺技巧、技术来防病治病的方法。壮医针刺技法古壮医称为针术，亦称针刺手法，是指针刺的操作手法及施术方法的全过程，包括进针前的准备、进针方法、进针后至出针的操作方法。

壮医针刺手法是伴随针的发明和针刺的产生而来的。

第一节 壮医针具

一、概 述

壮医针具是壮医针刺治病的工具。在漫漫历史进程中，壮医所使用针具的材质经历了植物刺、砭石、骨针、陶片、青铜针、金针、银针、铁针等阶段，直至现在的不锈钢针。从广西壮族自治区武鸣县马头乡出土的青铜针和贵港市罗泊湾出土的银针与现今的不锈钢针相比，无论内在质量、外观造型以及针具性能等都有着明显的不同。随着现代针具的强度、韧度、光滑度、弹性等性能的提高，其精细程度已远非古针具所比。在形制和构造上，经历了从原始打磨，形制简单，针尖较粗大、钝的针具到现代制作比较精细、针尖锐利、光滑、坚硬而富有韧性的针具的发展；在用途上，针具有按摩针、浅刺针、刺血针、挑刺针之分。随着社会的进步、信息技术的发展和各民族文化交流的加强，现在壮医所使用的针具基本上和中医针灸所使用的针具相同，只是在针刺手法、针刺部位和针刺的指导理论上有所区别。

二、壮医针具的演变

从古至今，纵观针具演变的历史，是一个在实践中不断改进的过程，针具的发展及演变与科学技术的进步和发展息息相关。《黄帝内经·素问·异法方宜论》记载："南方者，天地所长养，阳之所盛处也。其地下，水土弱，雾露之所聚也。其民嗜酸而食胕，故其民皆致理而赤色，其病挛痹，其治宜微针，故九针者，亦从南方来。"1985 年 10 月，广西武鸣县马头乡元龙坡墓群出土了西周末年至春秋时期的 2 枚精致的青铜针。从目前的考古资料和文献资料记载证实，这 2 枚青铜针应该是我国最早的金属针具。1976 年 7 月，在贵港市罗泊湾一号汉墓出土的 3 枚银针，从外形观察，造型与现代针灸用针极为相似，这是迄今为止在我国范围内发现的年代最早的绞索状针柄的金属制针具。出土的青铜针和银针佐证了《黄帝内经》"九针者亦从南方来"的论述。壮医所使用的针具基本是在九针的基础上发展而来。

壮医针刺的施术方法与其独特的针具有密不可分的联系。在漫漫历史进程中，壮医所使用的针具有植物刺、砭石、骨针、陶片、青铜针、箭猪毛、缝衣针、金针、银针、铁针，随着社会的发展，生产工具和科学技术的进步，针具样式渐趋精巧。经过长期的临床实践和社会文化的发展，那些有较大创伤和引起较大疼痛的针具逐渐被患者所排斥，九针也逐步发生着变化，如镵针演变为皮肤针和漆针；圆针发展为圆头针；圆针和缇针改进为推针；锋针成为型号不同的三棱针；铍针和圆利针用作割刀，亦有的制成小眉刀，专为外科所用；毫针除常用型号外，也截短制成皮内针；长针演变为芒针；大针演变为火针等。

进入近现代以来，金属针具在材质上得到了很大的革新和发展。在广西壮族地区，所使用的针具材质大多为铜、铁、金、银等金属之类，形状也较为粗大。虽然金、银针有较为良好的柔韧性和抗氧化性，为壮医所热爱和使用，但由于价格昂贵，只能局限在一定的范围内使用，无法进行推广和使用。在新中国成立后，我国开始研制和生产出大量不锈钢质的针具。由于商家的介入，医者不再需要自己研制针具，而是由制造商将不锈钢运用到针具的生产制造中，传统的九针也发生了较大的演变。不锈钢针具的诞生，迅速占据了整个针具市场。不锈钢针具有许多其他针具无法比拟的优点，如不锈钢针具不仅针身更细，光洁度更高，而且韧性强，不易折断，不会开叉，进针容易，疼痛感小，并且一次多针病人也能耐受，不仅提高了临床疗效，而且经过特殊方法灭菌的包装，不但使用方便，而且携带也非常方便。随着不锈钢针具的发展，现代的壮医们也广受影响，大多使用以不锈钢为材料的针具。

三、壮医针具

随着社会发展和科技进步，壮医的针具亦逐步与现代医学接轨，正在走向无痛化、无菌化、一次性使用化。目前，壮医针刺所使用的针具有毫针、三棱针、星状针（皮肤针、梅花针）、推针、圆利针、芒针、火针、小针刀以及其他金属针等。临床最常用的针具是钢制毫针，一般都使用一次性针具，毫针直径一般在 0.20~0.35mm，长度为 0.5~3 寸，即 13~75mm，甚至更长。毫针的使用范围和治疗范围也逐渐扩大，包括内科、外科、妇科、儿科、五官科等临床各科。

下面介绍几种常用的壮医针刺针具。

（1）毫针。针尖锋利，针身较细，用金属制作而成，通常以不锈钢为制针材料。不锈钢毫针具有较高的强度和韧性，针体挺直、滑利，能耐热和防锈，不易被化学物品腐蚀，故目前被临床广泛采用，且都使用一次性针具。也有用其他金属制作的毫针，如金针、银针，其导电性、传热性能虽明显优于不锈钢毫针，但针体较粗，强度、韧性不如不锈钢针，加上价格昂贵，一般临床比较少用。毫针的规格包括粗细规格和长短规格，每种粗细规格都可以制造不同长度的毫针。粗细规格一般有：24 号（24#），直径为 0.45 毫米；26 号（26#），直径为 0.40 毫米；28 号（28#），直径为 0.35 毫米；30 号（30#），直径为 0.30 毫米；32 号（32#），直径为 0.25 毫米；34 号（34#），直径为 0.22 毫米；36 号（36#），直径为 0.20 毫米；38 号（38#），直径为 0.18 毫米。临床常用的一般为 26 ~ 30 号。长短规格分为：0.5 寸，直径为 13 毫米；1 寸，直径为 25 毫米；1.5 寸，直径为 40 毫米；2 寸，直径为 50 毫米；2.5 寸，直径为 60 毫米；3 寸，直径为 75 毫米；4 寸，直径为 100 毫米。如直径为 0.25 毫米的 1.5 寸针，规格表示方式为 Φ0.25×40 毫米，在针具的外包装上通常会有标记。

（2）星状针。是由多枚针集束固定而成，用以浅刺皮肤的针具，是多针浅刺的专门针具。因其刺激轻微，仅及皮肤，因此又名小儿针。现在最常用的星状针有小锤式星状针，以其装置的针数不同，分别称为梅花针（5枚）、七星针（7枚）和星丛针（针数不限）。使用时以腕力弹扣刺激部位。治疗时手持细柄，用针尖在一定部位的皮肤上扣打。

（3）三棱针。三棱针为针身呈三棱形、尖端三面有利刃的针具，用于点刺放血、针挑疗法。

（4）火针。一般用较粗的不锈钢针，如圆利针或24号2寸不锈钢针。也有用特制的针具，如弹簧式火针、三头火针及用钨合金所制的火针等。弹簧式火针进针迅速并易于掌握针刺深度，三头火针常用于对体表痣、疣的治疗。

（5）圆利针。圆利针是一种与毫针形状相似，但直径稍粗的针。针尖又圆又尖，状如马尾，多用于痈肿、痹病和痛症的治疗。

（6）小针刀。由不锈钢材料制成的，在形状上似针又似刀的一种针具。是在古代九针中的针、锋针等基础上，结合现代医学外科用手术刀而发展形成的。其形状和长短略有不同，一般为10~15厘米，直径为0.4~1.2毫米，分手持柄、针身、针刀三部分。针刀宽度一般与针体直径相等，刃口锋利。

第二节　毫针疗法

一、概　述

（一）定义

毫针疗法是以毫针为针刺工具，通过针刺人体体表的一定部位、穴位、反应点，以通调气血、畅通道路、调节脏腑功能而治疗相关疾病的一种方法。毫针疗法是壮医针刺疗法中最主要、最常用的一种疗法，是针刺疗法的主体，也是壮医针法中用途最广泛的一种方法。

虽然壮医毫针疗法与传统中医的毫针疗法有诸多相似之处，但仍有别于中医毫针疗法：一是壮医毫针疗法的指导思想以壮医的基础理论为指导；二是取穴方法不以循经取穴，而是以环为穴、以应为穴等；三是以"天圆地方"为选穴组方原则进行选穴治疗。

（二）治疗机理

壮医毫针疗法通过毫针针体对人体龙路、火路的某些体表气聚部位（即穴位）或反应点（穴位）的刺激，通过"三道两路"的传导，以激活人体的自然自愈力，调节人体脏腑气血，调整气血关系达到平衡，增强人体的抗病能力，加速邪毒化解或排出体外，使天、地、人三气达到同步运行、协调化生。也就是说，通过针刺对穴位刺激，调动机体内部的力量，这种调动是针对疾病的状态而有目的地给予机体的调节机制以援助，使机体的内在自愈系统充分发挥作用，使天、地、人三气归于同步，促使疾病转归。

（三）主要功效

壮医毫针疗法具有解毒解热、通畅"三道两路"、活血养血、调整气血均衡、减压安神、解郁止痛、散结消肿、扶正补虚、激发并增强机体的自愈力九大主要功效。

（四）适应范围及禁忌证

1. 适应范围

壮医毫针疗法的适应范围非常广，一切针灸疗法所能治疗的病症均可用毫针疗法治疗。

2. 禁忌证

（1）孕妇慎用针刺。尤其是腰骶部、下腹部的穴位和手心、十指、足底、足背的穴位，禁针刺。

（2）小儿囟门未合时，头顶部的穴位不宜针刺。

（3）对出血性疾病、慢性病末期、诊断不明的危笃病人慎用针刺。

（4）对胸、胁、腰、背脏腑所居之处的穴位不宜直刺、深刺，肝脾肿大、肺气肿患者更应注意。眼区和头枕部以及脊椎部的穴位也要注意掌握一定的角度，更不宜大幅度的提插、捻转和长时间留针，以免损伤重要组织器官，造成严重后果。

（5）对于尿潴留等患者在针刺小腹部穴位时也应掌握适当的针刺方向、角度、深度等，以免误伤膀胱等器官而出现意外事故。

（6）皮肤感染、溃疡、瘢痕、肿瘤的部位禁止针刺。

二、操作方法

（一）操作前的准备

一次性针刺毫针、75% 乙醇或 2.5% 碘酊、消毒棉球、镊子，等等。

1. 毫针的选择

毫针的选择应根据病人的性别、年龄、肥瘦、体质、病情、病位及所取穴位，选取长短、粗细适宜的针具。《灵枢·官针》篇指出："九针之宜，各有所为，长短大小，各有所施也。"如男性、体壮、形肥且病位较深者，可选取稍粗稍长的毫针，如直径 0.3 毫米以上、长度为 2~3 寸的针具；女性、体弱、形瘦且病位较浅者，则应选用较短、较细的针具，如直径 0.2~0.25 毫米、长度为 1~2 寸的针具。临床上选择针具常以将针刺入穴位应至的深度，而针身还应露在皮肤上稍少为宜。

2. 体位的选择

体位宜选取使患者在治疗中有较为舒适而又能耐久的体位，这既便于取穴、操作，又能适当留针，因此在针刺时必须选择好体位。有条件时应尽量取卧位，以避免发生晕针等意外事故，尤其是精神紧张或年老、体弱、病重的患者。

3. 消毒

消毒包括针具消毒、穴位部位消毒和医者手指消毒。针具可用高压蒸气消毒，同时应注意尽可能做到一穴一针。穴位部位可用 75% 乙醇棉球拭擦消毒，或先用 2.5% 碘酊棉球擦拭后再用乙醇棉球涂擦消毒。至于医者手指，应先用肥皂水洗净，再用 75% 乙醇棉球擦拭即可。

（二）操作方法

按进针、留针、出针三步进行。

1. 进针

进针时一般双手配合。右手持针，以拇指、食指两指夹持针柄，中指固定在穴位处，以拇指、食指用力沿中指快速进针，注意进针时的力度和针刺角度、深度。如果是使用管针，可用左手按压针管部位，右手快速拍入针尖后快速退出针管，左手扶定针体，防止针体弯曲，然后刺入穴位，可避免疼痛，促使针刺感应的获得。

具体的进针深度除根据穴位部位特点来决定外，临床上还需灵活掌握。如形体瘦弱者宜浅刺，形体肥胖者宜深刺；年老、体弱、小儿宜浅刺，青壮年、身体强壮者宜深刺；阳证、初病宜浅刺，阴证、久病宜深刺；头、面、胸、背及肌肉薄处宜浅刺，四肢、臀、腹及肌肉丰厚处宜深刺；手足指趾、掌跖部宜浅刺，肘臂、腿膝处宜深刺等。针刺的角度和深度有关，一般来说，深刺多用直刺，浅刺多用斜刺和横刺。对项后正中、大动脉附近、眼区、胸背部的穴位尤其要掌握斜刺深度、方向和角度，以免造成损伤。

2. 留针

留针是指按处方穴位全部完成针刺后，将针体留置于穴位一段时间。一般情况留针时间为 30 分钟，还可以依据病情需要留针 30~50 分钟。

3. 出针

出针是指在留针时间达到一定的治疗要求后，将针体退出体外的方法。出针时，先以左手拇、食两指将消毒干棉球按于针孔周围，右手持针轻微捻转，并慢慢提针至皮下，最后将针完全退出体外。出针后应迅速用消毒干棉球揉按针孔，以防出血。出针后要核对针数，以免脱漏，并嘱病人休息片刻，注意保持局部清洁。

三、注意事项

壮医针刺是一种安全、有效的治疗方法，但由于各种原因或个体差异，有时也可能会偶然出现一些异常情况，因此在临床使用壮医毫针疗法时，必须注意以下事项。

（1）针刺时医者必须专心致志，审慎从事，随时观察患者的表情，询问患者的感觉和观察患者的反应。

（2）如果患者处于饥饿、疲劳状态或精神过度紧张时，不宜立即进行针刺，应补充能量或稍休息，缓解情绪后再行针刺；对身体瘦弱、气虚血亏的患者，针刺时不宜使用重手法。

（3）针刺时应尽量选用仰卧位，使体位舒适，预防晕针发生。

（4）一般针刺 1 个小时后方可洗手，3 个小时后方可洗澡。

（5）针刺后患者不可以喝低于人体温度的水和饮料，不宜吹风或淋雨，要注意保暖。

四、应急处理

毫针疗法中可能会出现晕针、滞针、弯针等现象，必须立即进行有效地处理。

1. 晕针

（1）症状：轻度晕针，表现为精神疲倦、头晕目眩、恶心欲吐；重度晕针，表现为心慌气短、面色苍白、出冷汗、脉象细弱，甚至神志昏迷、唇甲青紫、血压下降、二便失禁、脉微欲绝。

（2）原因：多见于初次接受针刺治疗的患者，其他可因精神紧张、体质虚弱、劳累过度、饥饿空腹、大汗后、大泻后、大出血后等，也有因患者体位不当，施术者手法过重以及治疗室内空气闷热或寒冷等。

（3）处理：立即停止针刺，取出所有留置针，扶持患者平卧，头部放低，松解衣带，注意保暖。轻者静卧片刻，给饮温茶即可恢复。如未能缓解，可针刺口环 12 穴（TKh-12）、手心三环穴（TSXh3）、手背二环 3 穴（TSBh2-3）、足背一环 7 穴（DZBh1-7）等，必要时可配合使用现代急救措施。晕针缓解后仍需适当休息。

（4）预防：对晕针要重视预防，如对初次接受针刺治疗的患者，要做好解释工作，消除其恐惧心理。正确选取舒适持久的体位，尽量采用卧位。选穴宜少，手法要轻。对劳累、饥饿、大渴的患者，应嘱其休息、进食、饮水后再予针刺治疗。针刺过程中应注意随时观察患者的神态，询问针后情况，一旦有不适等晕针先兆，及早采取处理措施。此外，注意室内空气流通，消除过热、过冷因素。

2. 滞针

（1）症状：针在穴位内，运针时捻转不动，提插、出针均感困难。若勉强捻转、提插，则患者感到疼痛。

（2）原因：患者精神紧张，针刺入后局部肌肉强烈挛缩，或因行针时捻转角度过大、过快和持续单向捻转等，致使肌纤维缠绕针身所致。

（3）处理：嘱患者消除紧张，使局部肌肉放松，或延长留针时间，用循、捏、按、弹等手法或在滞针附近加刺一针，以缓解局部肌肉紧张。如因单向捻针而致，需反向将针捻回。

（4）预防：对精神紧张的患者，应先做好解释，消除其顾虑，并注意行针手法，避免连续单向捻针。

3. 弯针

（1）症状：针柄改变了进针时刺入的方向和角度，使提插、捻转和出针均感困难，患者感到针处疼痛。

（2）原因：施术者进针手法不熟练，用力过猛以致针尖碰到坚硬组织。或因患者在针刺过程中变动了体位，或针柄受到某种外力碰压等。

（3）处理：出现弯针后不能再行手法。如针身轻度弯曲，可慢慢将针退出；若弯曲角度过大，应顺着弯曲方向将针退出；若因患者体位改变所致，应嘱患者慢慢恢复原来的体位，使局部肌肉放松后再慢慢退针。遇到弯针现象时切忌强拔针、猛退针。

（4）预防：施术者进针手法要熟练，指力要轻巧。患者的体位要选择恰当，并嘱其不要随意变动。注意针刺部位和针柄不能受外力碰压。

4. 断针

（1）症状：针身折断，残端留于患者穴位内。

（2）原因：针具质量欠佳，针身或针根有剥蚀损伤；针刺时针身全部刺入穴位内，行针时强力提插、捻转，使局部肌肉猛烈挛缩；患者体位改变，或出现弯针、滞针时未及时正确处理等。

（3）处理：嘱患者不要紧张、乱动，以防断针陷入深层。如残端显露，可用手指或镊子取出。若断端与皮肤相平，可用手指挤压针孔两旁，使断针暴露于体外，再用镊子取出。如断针完全没入皮内、肌肉内，应在 X 线下定位，经手术取出。

（4）预防：应仔细检查针具的质量，不合要求者应剔除不用。进针、行针时动作宜轻巧，不可强力猛刺。针刺入穴位后，嘱患者不要随意变动体位。针刺时针身不宜全部刺入。遇有滞针、弯针现象时应及时正确处理。

5. 针刺引起创伤性气胸

（1）症状：患者突感胸闷、胸痛、气短、心悸，严重者呼吸困难、发绀、冒冷汗、烦躁、恐惧，甚至出现血压下降、休克等危急现象。检查时，肋间隙变宽、外胀，叩诊呈鼓音，听诊肺呼吸音减弱或消失，气管可向健侧移位。X线胸透可见肺组织有被压缩的征象。有的轻度针刺创伤性气胸患者，起针后并不出现症状，而是过了一定时间才慢慢出现胸闷、胸痛、呼吸困难等症状。

（2）原因：针刺胸部、背部和锁骨附近的穴位过深，刺穿了胸腔和肺组织，使气体积聚于胸腔而导致气胸。

（3）处理：一旦发生气胸，应立即起针，并让患者采取半卧位休息，要求患者心情平静，切勿恐惧而反转体位。一般漏气量少者可自然吸收。医者要密切观察，随时对症处理，如给予镇咳、消炎类药物，以防止肺组织因咳嗽扩大创口，加重漏气和感染。对严重病例需及时组织抢救，如胸腔排气、少量慢速输氧等。

（4）预防：施术者针刺时要集中思想，选好适当的体位，根据患者体形肥瘦掌握进针深度，施行提插手法的幅度不宜过大。胸背部穴位应斜刺、横刺，不宜长时间留针。

第三节　其他针疗法

壮医针疗法种类繁多，多达十多种，并广泛运用于临床各科。本著作主要介绍毫针疗法，并选择壮医民间常用的壮医针挑疗法、陶针疗法、星状针（皮肤针）疗法、刺血疗法进行简要介绍。

一、壮医针挑疗法

壮医针挑疗法是壮族民间常用的医疗技法之一，施治方便，疗效确切。

它不但可以单独进行治疗，而且可以配合药物或拔罐、针刺等进行治疗。

（一）概述

1. 定义

壮医针挑疗法又称挑治疗法，古代壮医亦称挑草子、挑痧毒、挑斑麻救法。壮医针挑疗法是根据病人不同病症选择体表有关部位或经验穴位，运用各种手法，用三棱针（古时用植物硬刺、骨刺、青铜针、银针等）或大号缝针等作为针具，挑断皮下纤维组织或挑刺挤压出血，以达到治疗疾病的方法。古代壮医用植物硬刺、骨刺、青铜针、银针进行针挑治疗，现在的壮医针挑治疗则多采用三棱针、一次性注射针头或大号缝衣针。

2. 治疗机理

通"三道"、调"两路"是壮医针挑疗法的治疗机理，就是通过针挑人体的龙路、火路在体表的网结及筋结，疏通"三道两路"之滞，鼓舞正气，逐毒外出，调整气血归于平衡，使人体天、地、人三部恢复正常的功能，使三气复归同步，促使疾病转归和人体正气康复。

3. 主要功效

（1）针刺效应。针挑疗法也是一种穴位刺激疗法，在针挑过程中可产生酸、麻、胀、重的感觉，且其强度明显高于一般的针刺，通过火路的传递，使"巧坞"（大脑）迅速做出反应，促进"三道两路"畅通，使人体天、地、人三部恢复正常的功能，使三气复归同步。这种针刺效应在治疗中起到重要的作用。

（2）刺血效应。在针挑过程中会刺破穴位周围的毛细血管及触及皮下脉络从而引起穴位少量出血，这就产生了刺血效应。现代研究表明，刺血能缓解血管痉挛，改善微循环和局部组织缺氧状态，促进机体组织正常生理功能的恢复，并能调动和激发人体的免疫功能。

（3）按摩效应。在针挑过程中，通过挑提、牵拉、摇摆等刺激方式，实际上对机体特定部位进行了机械性按摩刺激。现代医学认为，当针挑进行挑提、牵拉、摇摆等刺激时，其良性刺激信息会通过粗纤维传入脊髓，直接兴奋胶质神经元和间接激动脊髓上控系统，抑制伤害性冲动传入，从而达到镇痛的作用。另外，针挑的挑提、牵拉、摇摆等刺激可使局部组织微循环得到改善，有利于炎症的吸收，改善细胞供氧和物质代谢，减少有害废物产生，达到消炎的作用。

（4）肌肉剥离松解术效应。在针挑过程中，可挑出一些皮内纤维，即把痉挛紧张的纤维挑断，使处于紧张状态的韧带、肌肉得到松解。

（5）机体组织损伤后作用效应。针挑结束后，穴位局部会留下一个小小的创口，其局部组织细胞释放出某些化学因子可造成无菌性炎症反应，从而发生一系列的生理变化，如血管扩张、代谢增强等，为损伤的修复创造有利的条件。

4. 适应范围及禁忌证

（1）适应范围。壮医针挑疗法的适用范围较广，在临床中，几乎内科、外科、妇科、儿科、五官科等的病症均可用壮医针挑疗法进行治疗，尤其对痧症有良效，如羊毛痧、七星痧、五梅痧等，对痹证（如风湿性关节炎等）、四肢关节疼痛或僵直、颈肩腰腿疼痛、跌扑损伤瘀痛、肌肤麻木不仁等，疗效较为显著。它不仅对功能性疾病有效，而且对某些细菌性炎症和实质性肿块也有一定的消炎散结的作用。

（2）禁忌证。

①对有出血倾向疾病、严重器质性病变如糖尿病、心脏病、肝硬化腹水、血液病等病患者，忌用壮医针挑疗法。

②对有传染性皮肤病、皮肤过敏的患者或有溃疡破损的患者，不宜在患部使用壮医针挑疗法。

③肿瘤及不明原因的包块不宜在病灶部位进行挑治。

④体质过于虚弱、恶病质或极消瘦的病患者禁用壮医针挑疗法。

⑤空腹时、饱餐后、过度劳累、过度紧张时禁止使用壮医针挑疗法。

⑥孕妇禁用壮医针挑疗法，经期妇女在治疗腰骶部及腹部疾患时均需慎用。

（二）壮医针挑的操作方法

1. 器具准备

（1）三棱针或大号缝衣针1枚。

（2）适量2.5%碘酊、75%乙醇、0.5%~2%普鲁卡因。

（3）小刀、剪刀各 1 把，用于配合割治疗法时割断皮下纤维。

（4）2~5 毫升注射器 1 具，用于局部麻醉时注射普鲁卡因。

（5）毫针 1~5 支，用于配合针刺疗法。

（6）火罐（瓷火罐或玻璃火罐、竹筒火罐）1 个，用于配合拔罐疗法。

（7）艾绒适量、酒精灯 1 盏、火柴 1 盒(或打火机)，用于配合灸治疗法。

2. 体位选择

根据病情和所选定的穴位或挑点选择所需要的体位，一般可取卧位或坐位。

3. 消毒

操作前应严格消毒。施术前施术者应先用乙醇（或碘酊）棉球涂擦消毒手指（指甲长的应先行剪去），并用小毛刷蘸药皂洗干净。然后用乙醇（或碘酊）棉球夹住针体擦拭数次，最后用乙醇（或碘酊）棉球涂擦消毒准备针挑的部位（穴位），以防止感染。

4. 操作方法

（1）持针。持针的手指不能拿在针体的过前或过后的部位，以免污染针尖或下针时用力不均匀而影响疗效。一般用右手拇指、食指、中指三指头捏住距针尖上面 3~4 厘米处，无名指在针尾上部支持和调节运针。

（2）施针。施针时持针要稳定，用力要均匀，不可用力太猛。针体应按不同的针挑手法，以 15°~35° 的角度下针为适宜。

5. 壮医针挑疗法的针法分类

壮医针挑疗法的针法在临床的具体运用中可分为 11 种。

（1）挑出皮下纤维法。针尖挑着皮下纤维后可适当用沉劲以无名指压低针尾上部，提高针尖向上挑起，然后慢慢摇摆针体，将皮下纤维挑出；挑完第一挑点再挑第二挑点，直至挑完纤维为止。针挑过程要尽量保持针体与皮肤表面形成的角度较小。针挑时如遇到出血，可用干棉球或棉签把血抹净，再继续针挑。如挑出的纤维较多而不易挑断时，可用小刀割断，随挑随割。挑至没有纤维有血流出为止。

（2）破口法。一般运用跃挑、疾挑、浅挑、轻挑等手法。施术者必须精神集中，眼明手快，用力均匀，且按照针挑部位的具体情况有条理地进行，不需挑出纤维，只需挑破皮肤或微挑出血即可。此法操作比较简便，但必须技术熟练。

（3）挑络放血法。此法所挑的部位是体表的动、静脉和毛细血管。以挑为主，以摇为辅。即开始第一针穿皮要稍多一些，摇摆1分钟左右，用力把皮肤挑断。再边挑边向四周拨动，拨到一定深度让血液流出或渗出一些。也有不用摇摆的，如挑耳背脉络，只用点挑的方法在耳背脉络处挑治放血。在挑络过程中，定点一般选在血管分叉的地方，每点距离约一横指。脉络明显充血或搏动者，应从远端挑到近端。如果脉络不显露，按摩拍打后仍难确定血管的位置时，则应从近端挑向远端，这样血管会随着挑摇的刺激逐渐显露出来。若是挑"蛇气"（指在体表上出现一条红线，向上延伸，发展迅猛，局部多有红肿压痛，起点多在原发性感染病灶处，临床所见与西医的继发性淋巴管炎相似），应先挑"蛇头"（即其发展的前端），以挫其势。

（4）挑羊毛疗法。对羊毛疗局部消毒后，将针尖轻轻横斜插入挑点的毛囊根部，注意不要过浅或过深，最好刚刚刺中毛囊，用柔力挑起毛根，这时毛根随针而起，毛囊便会伴有一条带有黏性的线状物随之而出，这条线状物就是俗称的"羊毛"。如果一次未成功，可以如法再施治。如果挑不出毛丝样物也不要强求，只要在毛根处多挑几下，做破坏性的挑刺，挤出脓血即可。如果有多粒羊毛疗，应尽量按顺序挑定，如果一次未能挑完，可分次进行。

（5）挑脂（湿）法。挑点（如四缝穴）常规消毒，左手拇指经过挑点滑压几次，拇指、食指再固定在挑点旁用力压按不动，排除局部血液并使挑点处皮肤张露。右手持针对准挑点中心，用点挑法的动作迅速挑开皮层，进入皮下。这时皮下的脂肪小体由于受到两个指头在旁边施加的压力，很快会从针口露出，然后用针尖边挑边刮，把分布在脂肪小体上的稀疏纤维挑断，尽量挤出脂肪小体，最后用针体把针口残留的脂肪刮干净。

（6）挑提法。挑点常规消毒，采用慢进针法进针，穿入皮肤深一些，刺入皮下以便挑提，以用力时皮层不易被拉断、撕裂为宜。穿皮后即可挑提，一提一放，从低到高，逐步加重力量，每点提3~20分钟不等，不用挑断皮，挑毕出针。

（7）挑拉法。挑拉法与挑提法相似，挑提是垂直用力向上提，挑拉是斜着用力向一侧拉，牵拉的方向与病位相反。

（8）挑罐法。视病情需要先行某一种挑法，挑后以针口为中心，加拔一个火罐（火罐的大小、吸拔时间长短视病情和吸拔部位而定）。启罐后把血迹抹净，常规消毒皮肤和针口。

（9）挑药法。视病情需要先行某一种挑法，挑毕视病情取一些药物敷贴在针口上，以加强作用。放药后用胶布固定，保护好伤口，防止感染。

（10）挑灸法。视病情需要先行某一种挑法，挑毕视病情在针口上放一壮绿豆大小的艾柱，点燃作灸。灸至痛甚时即可压灭火，不必烧尽艾柱，所灸壮数视病情而定。灸后不必擦药，包扎好针口即可。

（11）机挑法。用针挑机代替人工操作的一种挑治法。

（三）注意事项

1. 针挑前的注意事项

（1）对于有壮医针挑疗法禁忌证的患者应严格执行操作规范。对于有出血倾向疾病、严重器质性病变如糖尿病、心脏病、肝硬化腹水、血液病等的患者忌用针挑疗法；对于有传染性皮肤病、皮肤过敏或溃疡的患者在相关的破损处不宜挑治；对于肿瘤及不明原因的包块不宜在病灶部位进行挑治；对于体质过于虚弱、恶病质或极消瘦的患者禁用针挑疗法；孕妇禁用针挑疗法；对于经期妇女在治疗腰骶部及腹部时均需慎用针挑疗法；对于空腹时或饱餐后及过度劳累、过度紧张的患者也不宜使用针挑疗法。

（2）壮医针挑法治疗室应宽敞明亮，室温适宜，空气流通，要注意让患者保暖，尽量少暴露身体。

（3）嘱患者选择舒适并有利于操作的体位，最好取卧式或坐式体位。

（4）挑治工具、施术者双手、挑治点应进行严格消毒，防止交叉感染。

（5）操作前应仔细检查挑治工具。

（6）挑治前应向患者解释挑治的目的、注意事项、操作过程，以缓解患者的紧张情绪，取得患者的配合，防止晕挑。

2. 针挑过程中的注意事项

（1）在挑治过程中尽量避免让病人看到施术情况，以免产生恐惧心理。

（2）挑治接近动脉大血管的部位时，施术者应先用左手将皮肤捏起，然后用右手针挑，动作轻柔，注意解剖部位，防止挑破大血管而发生医疗事故。

（3）必须注意病人的感觉反应，不时询问病人有无头晕、胸闷、心悸、恶心等不适，密切观察患者情况。若发现患者出现精神疲倦、头晕目眩、恶心欲吐，重者心慌气短、面色苍白、四肢厥冷，甚至神志昏迷、猝然仆倒、唇甲青紫、冷汗淋漓、二便失禁、脉微欲绝的情况时，应立即停止挑治，扶患者平卧，头部放低，松解衣带，注意保暖。轻者静卧片刻，给饮温开水或糖水，即可恢复。头晕较重不能缓解者，可针刺口环12穴（TKh-12）、手心穴（TSx）、手背二环3穴（TSBh2-3）、足背一环7穴（DZBh1-7）、地井穴（DDj）等穴位。若患者仍不省人事，呼吸细微，脉细弱，可采用现代急救措施。

3. 针挑后的注意事项

对于使用壮医针挑疗法术后的伤口要注意消毒，并嘱患者切记伤口勿碰水，以防止感染。

二、壮医陶针疗法

（一）概述

1. 定义

壮医陶针疗法是用陶瓷片或磨制成针状的陶瓷片作为医疗工具，然后在病人体表的相应穴位按压或刺割至皮下出血以达到治病目的。陶针疗法是古代壮医传统的医疗技术之一，具有十分悠久的历史，至今仍在壮族地区流传不衰。

2. 治疗机理

壮医陶针疗法通过陶片刺激"三道两路"在体表的网结（穴位），通过经络的传导，疏畅"三道两路"，调整气血平衡，使天、地、人三气复归同步而达到治疗目的。

3. 主要功效

壮医陶针疗法具有止痛、止痉、镇静、消炎、通"三道两路"的功效。

4. 适应范围及禁忌证

（1）适应范围。壮医陶针疗法临床常用于治疗小儿夜啼、脑卒中、中暑、小儿急慢惊风等。

（2）禁忌证。有出血性疾病或有出血倾向者慎用；局部有疮疖、局部皮肤溃疡者少用或禁用；局部有烂疮、过敏和皮肤病者不宜使用陶针疗法。

（二）操作方法

1. 操作前的准备

陶针、2.5% 碘酊、75% 乙醇或生姜汁、棉签、棉球。

2. 操作方法

陶针疗法的操作方法较多，按刺激方式分为点刺、排刺、行刺、环刺、丛刺、散刺、集中刺及扩散刺等，按刺激的强弱分为重刺、轻刺、中刺、放血刺、挑疳刺等。凡天部疾病、热证、表证、阳证，用虚补实泻、重天（上）轻地（下）的手法；对地部疾病、寒证、里证、阴证，用泻实补虚、重地轻天手法；对人部疾病及寒热交错、虚实相兼的病症，则用人部（中部）平刺、两胁轻刺的手法。刺后宜用2.5% 碘酊或75% 乙醇或生姜汁消毒。

（三）注意事项

（1）操作时应将陶针清洗干净并消毒，局部皮肤亦应消毒，以防感染。

（2）注意掌握刺激手法和刺激强度，以患者能忍耐为度。

三、壮医星状针疗法

（一）概述

1. 定义

壮医星状针疗法是用一组星状排列组合的针在皮肤上叩刺，刺激肌肤浅表上的龙路、火路反应点，以治疗疾病的一种简便疗法。壮医星状针也叫皮肤针、五星针或七星针，与中医的梅花针类似，故现代多以梅花针代替壮医的星状针。壮医星状针可以自制：用5~8枚不锈钢针集成一束，固定于一个圆形木桩上，露出针尖，用一个针柄进行固定连接，针柄可用竹片、木片或有柔性的树枝制成。梅花针可以直接购买。壮医星状针的使用历史悠久，早在《灵枢经》里就有"毛刺"、"扬刺"的描述，跟壮医星状针的治疗有许多相似之处。壮医星状针的式样有多种，由于针数多少的不同，名称也各异。古壮医把5根针捆成一束，称五星针，又因为其针排列成圆形，中有一针，很像梅花的样子，所以又称梅花针；而将7根针捆成一束的叫七星针；也有不按规律排列组合的，乍一看像星星一样，因此又称星状针。此外，由于刺得浅，"刺皮不伤肉"，因此又称皮肤针。

壮医星状针疗法具有操作简单、安全有效、适应范围广等优点，至今仍广泛流传于壮族地区，深受广大患者的欢迎。

2. 治疗机理

壮医星状针疗法通过针具叩刺"三道两路"在体表的网结（穴位），排出局部瘀血，以疏通龙路、火路，调整气血平衡，使天、地、人三气复归同步而达到治疗疾病的目的。

3. 主要功效

壮医星状针疗法具有止痛、活血祛瘀、排毒、泄热，通龙路、火路的功效。

4. 适应范围及禁忌证

（1）适应范围。壮医星状针疗法临床应用很广，多用于治疗头痛、胁痛、脊背痛、腰痛、高血压、失眠、谷道疾病、消化不良、皮肤麻木、缠腰火丹、风隐疹、顽癣、斑秃、近视眼、无乳等。

（2）禁忌证。局部皮肤有创伤、瘢痕、溃烂者不宜叩刺；孕妇慎用；有出血性疾病或有出血倾向者不宜叩刺。

（二）操作方法

1. 操作前的准备

梅花针、2.5%碘酊或75%乙醇、棉签、镊子、火罐（瓷火罐或玻璃火罐、竹筒火罐）数个。

2. 操作方法

将针具及叩刺部位皮肤消毒后，右手握针柄后部，食指压在针柄上，针尖对准叩刺部位，用腕力将针尖垂直叩刺在皮肤上，并立即提起，反复进行。叩刺后可在叩刺部位拔罐，吸瘀排毒，以增强活血逐瘀的功效。叩刺后或出罐后用 75% 乙醇棉球消毒叩刺部位即可。

（三）注意事项

（1）星状针针尖应平齐、无钩、无锈蚀和缺损。

（2）叩刺时针尖应垂直而下，避免勾挑。

（3）循路叩刺，每隔 1 厘米左右叩刺 1 次，一般可循路叩刺 10~15 次。

（4）若叩刺出血，应注意清洁消毒，防止感染。

（5）预防晕针。晕针多是由于初诊者害怕扎针，精神紧张，或治疗部位较广，刺激强度过大，或由于患者过度疲劳，或是饥饿而引起。晕针发生时，患者感到头晕、眼花、恶心，严重时脸色苍白、脉搏细微、手脚发凉、血压下降，甚至失去知觉。若出现晕针，应立即停止针刺，症状较轻的患者卧床休息片刻，喝些温开水或糖水就能恢复；症状较严重的患者可用星状针重刺骶部或后颈部，或叩刺口环 12 穴（TKh-12）、手心穴（TSx）、手背二环 3 穴（TSBhz-3）、足背一环 7 穴（DZBh1-7）、地井穴（DDj）等穴位，以促其苏醒。若仍昏迷不醒，则施行西医急救处理。

四、壮医刺血疗法

（一）概述

1. 定义

壮医刺血疗法是指在壮医理论指导下，用针刺人体的一定穴位或部位，使该穴位或部位出血或运用挤压、拔罐等方法放血，以祛除毒邪而畅通"三道两路"，调整气血归于平衡，使天、地、人三气归于同步，从而达到治病目的的一种外治法，又称为放血疗法。常用的刺血工具有三棱针、缝衣针、陶瓷针等，现多用三棱针。

2. 治疗机理

壮医刺血疗法通过挑刺放血排出体内瘀血，疏通"三道两路"、调匀气血、平衡阴阳和恢复正气，使天、地、人三气复归同步平衡。《灵枢·九针十二原》则说"宛陈则除之"，就是说通过刺络放血的方法疏通经络中壅滞的气血，协调虚实，调整紊乱的脏腑功能，从而促进疾病痊愈或好转。

3. 主要功效

壮医刺血疗法具有活血祛瘀、解毒排毒、通络止痛、调和气血的功效。

4. 适应范围及禁忌证

（1）适应范围。壮医刺血疗法临床主要用于治疗火毒、热毒炽盛的阳证、热证，如各种痧病、外感发热、跌打损伤瘀积、昏厥、丹毒、红丝疔、中暑、疳积、急性咽炎、目赤肿痛、腰腿痛、头痛、睑腺炎、红眼病、心脏病、高血压、顽癣等。

（2）禁忌证。对于自发性出血或损伤后不易止血者及糖尿病患者，慎用或不用本法；孕妇及有习惯性流产的患者禁用刺血疗法；严重的心脏病患者禁刺；皮肤溃烂者禁刺；过饥、过饱、受惊吓后精神过度紧张者不刺。

（二）操作方法

1. 操作前的准备

三棱针、缝衣针或其他针具如陶瓷针等、75% 乙醇或 2.5% 碘酊、棉球、镊子、火罐、打火机。

2. 操作方法

在常规消毒针具及所选针刺穴位常规消毒后，右手拇指、食指二指持针，中指夹住针尖部，露出针尖 1~2 厘米，左手先在刺激部位上下推按，使血聚集，然后捏住或夹持、舒张刺血部位的皮肤，右手持针迅速刺入 0.3 厘米左右，马上出针，使其出血，或用左手挤按针孔，使出血数滴，或加拔火罐、角吸使之出血。术后用消毒干棉球按压针孔止血。若为跌打损伤，可从瘀块的中心及其周边或上下、左右取点放血。

壮医刺血疗法的基本手法宜轻、宜浅、宜快，一般刺入深度以 0.1~0.2 厘米为宜。

在临床运用中，壮医刺血疗法的基本手法主要以点刺为主，具体有四种。

（1）直接点刺法。主要用于肢体的末梢部位，如十指末端。在刺入前，先在针刺部位揉捏、推按，使局部充血，然后右手持针，以拇指、食指二指捏住针柄，中指端紧靠针身下端，留出针尖 0.1~0.2 厘米，对准已消毒过的部位迅速刺入。刺入后立即出针，轻轻挤压针孔周围，使出血数滴，然后用消毒棉球按压针孔即可。也可用于耳尖穴等部位刺血。

（2）捏挟点刺法。主要用于身体的颜面部位，如目环穴、面环穴等。在刺入前，先将左手拇指、食指捏起被针穴位处的皮肤和肌肉，右手持针刺入 0.1~0.5 厘米深。退针后捏挤局部，使之出血。

（3）缚扎点刺法。主要用于身体的手足部位。在刺入前，先用一根橡皮带结扎被针部位的上端，局部消毒后用左手拇指压在被针部位的下端，右手持针对准被刺部位的脉管刺入，立即退针，使其流出少量血液。待出血停止后再将橡皮带松开，用消毒棉球按压针孔。

（4）围刺法。主要用于皮肤病和软组织损伤类疾病的治疗，如顽癣等。局部消毒后，用三棱针围绕在病灶周围，上、下、左、右进行多点刺入，使局部多点出血。此刺法面积大且针刺多，临床常用于治疗丹毒、局部瘀血等。

（三）注意事项

（1）刺血疗法刺激强烈，应向患者解释清楚，务必使患者配合。

（2）病人有暂时性劳累、饥饱、情绪失常等情况时应避免刺血。

（3）选择舒适体位，取坐位或卧位，避免晕针。

（4）针刺后针孔应严格消毒，防止感染。

第九章 壮医针刺的临床应用

第一节 内科疾病

壮医内科所涉及的疾病范围很广，凡痧、瘴、蛊、毒、风、湿所引起的疾病，包括气道病、谷道病、水道病、龙路病、火路病、虚证及其他一些杂病，绝大部分都可归于壮医内科疾病的范畴。

一、感冒（得凉）[Dwgliengz]

感冒是指因风邪侵袭人体，临床主要表现以鼻塞、流涕、打喷嚏、头痛、恶寒、发热、脉浮等的外感疾病。感冒又称伤风，一年四季均可发病，病程一般 3~7 天，常以冬、春季为多，尤在气候突变、寒暖失常、机体正气虚弱的情况下易发。如果在一个时期内广泛流行，征候多相类似者，壮医称为时行感冒。

西医学中由上呼吸道感染、流行性感冒引起的鼻塞、流涕、打喷嚏、头痛、恶寒、发热、脉浮等，在壮医针刺治疗时均可参考本病进行诊治。

【病因病机】

壮医认为感冒的病因有外因和内因两大类。

（1）外因。气候突变，感受风邪侵袭人体肌肤，或者邪从口鼻而入，阻滞气道，致使气道不通，导致天、地、人三气不能同步而发病。

（2）内因。素体虚弱、劳累过度、起居不当、年老体衰易感受风邪导致气道受阻滞不通而发病。

【诊断】

（1）初起表现为鼻咽部不适、鼻塞、流涕、打喷嚏、声重或嘶哑、头痛、怕风、怕冷，病情较重者可出现发热、咳嗽、咽痛、肢体酸重不适。

（2）病程一般为 3~7 天。

（3）发病季节：四季皆可发病，但以冬、春季多见。

【治疗】

（1）治疗原则：解毒祛邪，通道调气。

（2）选穴：按"天圆地方"的取穴配伍原则，选取太阳穴（TTy，双侧）、山前门穴（TSqm，双侧）、手背二环1穴（TSBh2-1，双侧）、手背二环2穴（TSBh2-2，双侧）、手背二环11穴（TSBh2-11，双侧）、手背二环12穴（TSbh2-12，双侧）。

（3）操作方法：取1寸毫针，用"8"字环针法针刺。先针左侧山前门穴（TSqm），直刺入0.3寸；接着针右侧太阳穴（TTy），针尖往发际方向斜刺，刺入0.5~0.8寸，针左侧太阳穴（TTy），针尖往发际方向斜刺，刺入0.5~0.8寸，针右侧山前门穴（TSqm），直刺入0.3寸；再针左侧手背二环1穴（TSBh2-1）、手背二环2穴（TSBh2-2）、手背二环11穴（TSBh2-11）、手背二环12穴（TSBh2-12），右侧手背二环1穴（TSBh2-1）、手背二环2穴（TSBh2-2）、手背二环11穴（TSBh2-11）、手背二环12穴（TSBh2-12），直刺入0.3~1寸。留针30分钟。

每天治疗1次，一般连续治疗2~3天。

【其他针法】

（1）壮医针挑疗法。

①部位选择：在解毒区按"天圆地方"的取穴原则选取1~2组穴位。

②操作手法：轻挑各点至微出血。

③方法：每2天治疗1次，中病即止。

（2）壮医陶针疗法。

①部位选择：太阳穴（TTy）、眉心穴（TMx）；在解毒区按"天圆地方"的取穴原则选取1~2组穴位。

②操作手法：解毒区行刺，太阳穴（TTy）、眉心穴（TMx）点刺。

③方法：每2天治疗1次，中病即止。

二、咳嗽（埃）[Ae]

咳嗽是气道不畅通的一类疾病，临床主要表现为咳嗽，或有痰，或干咳无痰，壮医称为埃病，是壮医临床常见的病症之一。

西医学中的上呼吸道感染、支气管炎、支气管扩张、肺炎等以咳嗽为主症者，可参考本病进行治疗。

【病因病机】

壮医认为咳嗽的病因有毒和虚两大类。

（1）邪毒（以风毒、寒毒、痧毒、热毒为主）侵袭人体肌肤或从口鼻而入，人体正气可以祛散邪毒，邪毒也可损伤正气，正邪争斗，正不胜邪，邪毒阻滞气道，使气道不畅通、三气不能同步而致咳嗽。

（2）人体虚弱，谷道、水道、气道及其相关的枢纽脏腑功能失调，天、地、人三气不能同步，内邪干于"咪钵"（肺），"咪钵"功能不畅，气道不通，其气上逆，遂发生咳嗽。

【诊断】

（1）以咳嗽，或咳声重浊，或干咳作呛，或咳剧气促，或咳声有力，或咳声低弱，或喉间痰鸣作为主要症状。

（2）临床可兼有咽痒、咳痰、咽痛、胸闷不适、胸痛、头痛、身热、汗出、口干、口苦。

【治疗】

（1）治疗原则：解毒通道，调气止咳。

（2）选穴：按"天圆地方"的取穴原则，选取口环4穴（TKh-4）、口环5穴（TKh-5）、口环7穴（TKh-7）、口环8穴（TKh-8）、喉环2穴（THh-2）、喉环10穴（THh-10）、手背二环3穴（TSBh2-3，双侧）、手背二环4穴（TSBh2-4，双侧）。

（3）操作方法：取0.5寸、1寸毫针，先针口环4穴（TKh-4）、口环5穴（TKh-5）、口环7穴（TKh-7）、口环8穴（TKh-8）；然后针喉环2穴（THh-2）、喉环10穴（THh-10），直刺入0.5寸；再针左、右侧手背二环3穴（TSBh2-3）、手背二环4穴（TSBh2-4），直刺入0.5~0.8寸。留针30分钟。

每天治疗1次，一般连续治疗3~5天。

【其他针法】

（1）壮医针挑疗法。

①部位选择：按"天圆地方"的取穴原则，取喉环 3 穴（THh-3）、喉环 6 穴（THh-6）、喉环 9 穴（THh-9）、喉环 12 穴（THh-12）；在解毒区按"天圆地方"的取穴原则，选取 1~2 组穴位作为挑点进行挑刺。

②操作手法：轻挑各点至微出血。

③方法：每 2~3 天治疗 1 次，中病即止。

（2）壮医陶针疗法。

①部位选择：在解毒区按"天圆地方"的取穴原则，选取 1~2 组穴位，如喉环 1 穴、（THh-1）、喉环 4 穴（THh-4）、喉环 7 穴（THh-7）、喉环 10 穴（THh-10）、手心二环 1 穴（TSXh2-1）、手心二环 2 穴（TSXh2-2）、手心二环 11 穴（TSXh2-11）、手心二环 12 穴（TSXh2-12）。

②操作手法：解毒区环刺，手心二环穴点刺。

③方法：每天治疗 1 次。

三、痧病 [Sahgi]

痧病是指由于体弱气虚，感受疠气、霉气、痧雾暑气等外邪，或饮食不洁内伤肠胃，导致气道、谷道阻滞，龙路运行不畅，阴阳失调所产生的以痧点和胀累感为主症的一类病症。其以全身胀累、倦怠无力、恶心厌食、胸背部透发痧点、或吐或泻、唇甲青紫为临床特征，是壮族地区自古以来的常见病、多发病。《上林县志》就有记载："县治逼近深山，风发于石罅，气蒸于石骨，故侵入尤峻厉，极热之际猝为寒邪所袭，少不加谨深入腠里，即有发烧、发虐及痧麻等症。"痧病又名痧症、发痧、痧气、痧麻。

西医学中由中暑、流行性感冒、胃肠型感冒、中风等引起的全身胀累、倦怠无力、恶心厌食、胸背部透发痧点、或吐或泻、唇甲青紫等症状，均可参考本病进行诊治。

【病因病机】

壮医认为，痧病多由体弱气虚者感受痧毒、热毒、暑毒等邪毒，或饮食不洁内伤谷道，导致气道、谷道阻滞，龙路运行不畅，升降失常，阴阳失调而发病。壮医主要以阴盛阳衰、阴衰阳盛对痧症进行分类，将痧病分为阴盛阳衰、阳盛阴衰、阴盛阳盛、七星痧、耳羊等病症。凡身体肌肤发热，扪之灼热，或热多冷少，甚至全身发热、口渴不解者为阳盛阴衰；凡发冷不发热、手足冷、无汗、口渴喜饮者为阴盛阳衰；凡发热重、发冷重、昏迷、神经错乱、发热时通不过膝和肘，发冷或发热时手指屈不利者为阳盛阴盛。痧病主要发病机理如下。

（1）外感毒气。由于体弱气虚，感受痧毒、热毒、暑毒等邪毒，邪毒内阻"三道两路"的气机，使气机升降失常，阴阳失调而发病。

（2）饮食失调。饮食不洁之物或嗜食煎炒油炸品、过食刺激性食物，内伤谷道，导致谷道运行不畅，痧毒入侵人体而发病。

（3）劳累过度。劳作过度、劳累出汗过多、工作环境差、房劳过度、经期劳累、寒热不适，使体质下降、抵抗力低下、痧毒侵入人体而发病。

【诊断】

痧病可按发病缓急、症状轻重、疾病性质及其兼症进行分类，诊断主要依据如下。

（1）以全身胀累、头昏脑涨、胸腹烦闷、恶心、倦怠乏力、胸背部透发痧点、或吐或泻、或寒或热、或胀或痛，甚至昏迷、四肢厥冷、唇甲青紫作为主要症状。

（2）按发病缓急分为急痧（类似中风、中暑）和慢痧（类似湿温）。

①急痧。发病急骤，即心胸紧闷烦躁，四肢麻木酸胀，胸腹大痛，或吐或泻，或欲吐不吐、欲泻不泻，甚至猝然昏倒，面唇青白，目闭，口噤不语，两肘窝处、两腿腘窝处青筋显露，胸背肌肤见有少量芝麻般大小、浅红色的痧点，脉多沉伏带涩。

②慢痧（又称暗痧）。发病较缓慢，可潜伏10~20天甚至数月。初起乍寒乍热，继而纯热不寒，怕见光，腹胀灼热，但肢体如冰，头昏目眩，项强痛，倦怠无力，胸脘痞满烦闷，恶心呕吐，脉多濡滞或弦滞。民间用生南星或生芋擦患者舌上，如不感到舌麻，必是暗痧无疑。

（3）按临床症状分为标蛇痧、蚂蟥痧、红毛痧、痧麻夹色等。

①标蛇痧。为热毒症，症见发热、身热甚、全身不适、口渴引饮、小便短赤、精神疲惫、嗜睡，用手抓拳突出中指第二、第三节棘突，从上往下稍用力迅速刮患者胸前肌肤时可见局部隆起如蛇奔走活动的形状而得

名。其脉常数疾，舌质红，苔黄厚。

②蚂蟥痧。为痧症较重者，症见头痛剧烈、两眼昏花、胸脘满闷、或大吐或大泻或大汗淋漓、全身胀倦、食不知味，在患者胸部或背部如刮标蛇痧样稍用力往下刮，可见一显著的皮肤隆起，但隆起皮肤的中部特别高起，酷似蚂蟥形状，故得名。患者胸部或背部常透发或隐或现、或红或黑的斑麻，且舌胀不语，舌下青筋显露。

③红毛痧。多见于夏令时节，起病急，病情较重，见身热，有时呻吟不已，在胸腹部或四肢可见皮下有散在性的斑点或斑片，其色泽多为鲜红色，加压时色褪，舌红绛，并有明显的瘀点，苔黄，脉浮，甲象见红色。

④痧麻夹色症。突出的表现为头晕目眩、腰酸较甚。令患者端坐，膝屈曲90°，下肢呈下垂位，上身尽量向前倾低下，如下颌尖不能到达贴紧髌骨者为诊断本病的阳性体征。

（4）按症状轻重分为轻痧麻和重痧麻，按疾病性质分为寒痧、热痧、暑痧、风痧、阴痧、阳痧等。

【治疗】

（1）治疗原则：解痧毒，通调气道、谷道，疏通龙路、火路，调阴阳。

（2）选穴：依据"天圆地方"的配穴原则，选取山前门穴（TSqm，双侧）、眉心穴（TMx）、太阳穴（TTy，双侧）、山脚穴（TSj，双侧）、右侧内三杆（DNSg）、左侧足背一环7穴（DZBh1-7）；解毒区。

（3）操作方法：取0.5寸、1寸、3寸毫针，用"8"字环针法针刺。先用3寸毫针针右侧内三杆（DNSg），进针2~2.5寸，用1寸毫针直刺左侧足背一环7穴（DZBh1-7），用1寸毫针针左侧山前门穴（TSqm），平刺入0.3~0.5寸；接着针眉心穴（TMx），向下斜刺入0.5~0.8寸；再针右侧山前门穴（TSqm），平刺入0.3~0.5寸，针左侧太阳穴（Tty），往眉梢方向斜刺入0.5~0.8寸，针右侧山脚穴（TSj）、左侧山脚穴（TSj），斜刺入0.3~0.5寸；最后针右侧太阳穴（Tty），往眉梢方向斜刺入0.5~0.8寸。留针30分钟。出针后在解毒区选取2组穴位，用针挑疗法挑刺。

每2天治疗1次，中病即止。

【其他针法】

采用壮医针挑疗法。

①部位选择：选印堂穴、太阳穴；按"天圆地方"的配穴原则，分别在解毒区、通阳区各选取 1 组穴位。

②操作手法：轻挑各点至微出血。

③方法：每 2 天治疗 1 次，中病即止。

四、中暑 [Seizndat bingh]

中暑是指感受暑邪引起的以高热、出汗或肤燥无汗、烦躁、口渴、神昏抽搐或恶心呕吐、腹痛为主要表现的疾病。

西医学中常用热相关疾病或热病表达，因人处在高温环境下引发散热障碍或水电解质代谢紊乱引起的高热汗出或肤燥无汗、烦躁、口渴、神昏抽搐或恶心呕吐、腹痛等症状，均可参考本病进行诊治。

【病因病机】

壮医认为引起中暑的原因很多，其主要发病机理是在高温作业的车间工作，如果再加上通风差则极易发生中暑；农业及露天作业时受阳光直接暴晒；热毒侵袭人体，使"三道两路"不通、三气不能同步、阴阳失调即可发病。

【诊断】

（1）多数中暑的患者以发热、乏力、皮肤灼热、头晕、恶心、呕吐、胸闷为主要临床症状。

（2）多发于酷暑季节或高温环境。

（3）临床兼有如严重者有烦躁不安、脉搏细速、血压下降。重症病例可有头痛剧烈、昏厥、昏迷、痉挛。

【治疗】

（1）治疗原则：祛除暑湿热毒，通火路、调龙路。

（2）方法一。

①选穴：天宫穴（TTg）、眉心穴（TMx）、太阳穴（TTy，双侧）、口环12 穴（TKh-12）、手心穴（TSx，双侧）。

②操作方法：取 0.5 寸、1 寸毫针，用"8"字环针法针刺。先针眉

心穴（TMx），平刺入 0.3~0.5 寸；接着针左侧太阳穴（TTy），往发际方向斜刺入 0.5~0.8 寸，针口环 12 穴（TKh-12），直刺入 0.2~0.3 寸；再针右侧手心穴（TSx）、左侧手心穴（TSx），直刺入 0.3~0.5 寸，针右侧太阳穴（TTy），往发际方向斜刺入 0.5~0.8 寸；最后针天宫穴（TTg），斜刺入 0.3~0.5 寸。留针 30~45 分钟。

（3）方法二。

①选穴：双手的猫爪尖穴（TMzj）。

②操作方法：选用三棱针或一次性注射器针头分别点刺 0.1 寸，然后挤出少许血为最佳。

一次性治疗，中病则止。

（4）调摄与养护：应将患者移至阴凉通风处，并注意保暖，多喝热水，保持空气流通。病情较严重者应及时就诊。

【其他针法】

采用壮医针挑疗法。

①部位选择：选印堂穴、太阳穴；按"天圆地方"的配穴原则，分别在解毒区、通阳区各选取 1 组穴位。

②操作手法：重挑各点至少量出血，中病即止。

五、胃痛（胴尹）[Dungxin]

胃痛是指上腹部发生疼痛的病症。多由外感毒邪、饮食所伤、情志内伤或脏腑功能失调等，导致"谷道"气机失调，胃失所养，气结心头所引起。胃痛是临床上常见的一种病症，既可以是一个独立的病症，又可以是脾胃系多种疾病的一个症状。

西医学中由急性胃炎、慢性胃炎、胃与十二指肠溃疡、胃痉挛、胃下垂、胃黏膜脱垂症、胃肠神经官能症、胃癌等疾病引起的腹部近心窝处发生的疼痛，均可参考本病诊治。

【病因病机】

壮医认为，引起胃痛的常见原因主要有寒邪客胃、饮食伤胃、肝气犯胃、脾胃虚弱等方面。

（1）寒客谷道：外感寒邪或过服寒凉，寒邪凝滞于谷道，致谷道不和、气机不畅而致心头疼痛。

（2）饮食损伤：恣纵口腹、暴饮暴食，或过食辛辣煎炒食品，损伤谷道，导致谷道失于和降、气结不通，即出现疼痛。

（3）情志失调：忧思恼怒、情志不遂、气机阻遏、谷道不和、气结心头而致胃心头疼痛。

（4）谷道失养：劳倦过度，或大病、久病，或年高体虚，致阴阳耗损、谷道失于濡养而疼痛。

【诊断】

（1）胃部疼痛，或隐隐作痛，或疼痛难忍，或痛如刀割，或痛如针刺，或痛如火灼，或攻撑作胀，疼痛或喜按或拒按。

（2）常伴嗳气、泛酸水、不思饮食、口干、或喜热饮或喜冷饮或不欲饮、大便或不爽或干结或溏薄。

【治疗】

（1）治疗原则：通调谷道，调气止痛。

（2）选穴：依据"天圆地方"的配穴原则，选取手背二环4穴（TSBh2-4，双侧）、足背一环7穴（DZBh1-7，双侧）、腹二环12穴（RFh2-12）、腹二环3穴（RFh2-3）、腹二环6穴（RFh2-6）、腹二环9穴（RFh2-9）、右侧内三杆（DNSg）、左侧外上桩（DWsz）。

（3）操作方法：取1寸、3寸毫针，用"8"字环针法针刺。先针手背二环4穴（TSBh2-4），直刺入0.5~0.8寸；接着针腹二环12穴（RFh2-12）、腹二环3穴（RFh2-3）、腹二环6穴（RFh2-6）、腹二环9穴（RFh2-9），直刺入0.5~0.8寸；再针左外上桩（DWsz），直刺入1.5~2寸；最后针右侧内三杆（DNSg），直刺入2~2.5寸。留针30分钟，久病局部可用加温疗法。

每周治疗2~3次，4周为1个疗程，治疗1~3个疗程。

（4）注意事项：平时应规律就餐，以清淡、易消化食物为主，切忌暴饮暴食或过食生冷寒凉食物。

【其他针法】

（1）针挑疗法。

①部位选择：鹰嘴环穴。

②操作手法：令患者伸臂握拳，使肘窝部静脉血管怒张，在鹰嘴环穴选取 1 组穴位进行轻挑、浅挑，使出血。

③方法：每 3 天治疗 1 次，7 次为 1 个疗程，至痊愈为止。

（2）陶针疗法。

①部位选择：在腰环穴选取 2~3 组穴位。

②操作手法：在腰环穴选取 2~3 组穴位进行点刺。

③方法：每 5 天治疗 1 次，中病即止。

六、消化不良（东郎）[Dungxlangh]

消化不良是指谷道虚弱、饮食不当或虫毒内侵引起饮食停滞不化、气滞不行所形成的谷道疾病。症状常呈反复或持续性，发病率相当高，临床可见于多种疾病。

西医学中由肠胃疾病或其他原因引起的消化不良、食欲缺乏等症，均可参考本病进行诊治。

【病因病机】

壮医认为，消化不良发生的原因主要是身体虚弱。

（1）先天禀赋不足，父母羸弱，孕期营养不良或早产等。

（2）后天过度劳作，与邪毒抗争，气血消耗过度而得不到应有的补充，或人体本身受纳运化吸收功能不足而致虚。人体虚弱，谷道受纳运化吸收功能低弱，饮食水谷到了谷道，就会停滞不化，气滞不行。

（3）若是婴幼儿，如乳食不节、喂养不当、乱喂杂食或恣意投其所好，养成偏食习惯，或过食肥甘厚味、生冷不洁的食物，以致虫毒入侵，寒毒、湿毒、热毒内生，均可损伤谷道，使谷道受纳运化吸收功能低弱，饮食停滞不化，气滞不行。

【诊断】

（1）脘腹胀满、胃痛、不思饮食、食而不化，或饮食无味、拒进饮食。

（2）可伴有嗳腐吞酸或吐不消化食物，吐食或矢气后痛减。

【治疗】

（1）治疗原则：调谷道，通两路，消食滞。

（2）选穴：依据"天圆地方"的配穴原则，选取腹三环6穴（RFh3-6）、腹三环9穴（RFh3-9）、腹三环12穴（RFh3-12）、腹三环3穴（RFh3-3）、手心二环11穴（TSXh2-11，双侧）、手心二环12穴（TSXh2-12，双侧）、手心二环1穴（TSXh2-1，双侧）、手心二环2穴（TSXh2-2，双侧）。

（3）操作方法：取1寸毫针，先针腹三环6穴（RFh3-6）、腹三环9穴（RFh3-9）、腹三环12穴（RFh3-12）、腹三环3穴（RFh3-3）；再用三棱针或一次性注射器针头点刺左、右侧手心二环11穴（TSXh2-11）、手心二环12穴（TSXh2-12）、手心二环1穴（TSXh2-1）、手心二环2穴（TSXh2-2），并挤出少许血或黄水。留针30分钟。

每周治疗2次，连续治疗2周。

（4）注意事项：日常生活中要养成良好的生活习惯和合理的饮食规律；避免食用有刺激性的辛辣食物及生冷食物，保持良好的情绪。

【其他针法】

采用壮医针挑疗法。

（1）方法一。

①部位选择：手心二环11穴（TSXh2-11，双侧）、手心二环12穴（TSXh2-12，双侧）、手心二环1穴（TSXh2-1，双侧）、手心二环2穴（TSXh2-2，双侧）。

②操作手法：轻挑，挑出黄白色黏液，挤至净尽，挑口盖以消毒纱布，防止感染。不分男女，双手均挑。

③方法：隔天轻挑1次，至病痊愈为止。

（2）方法二。

①部位选择：依据"天圆地方"的配穴原则，选取腹一环12穴（RFh1-12）、腹一环3穴（RFh1-3）、腹一环6穴（RFh1-6）、腹一环9穴（RFh1-9）。

②操作手法：慢挑、深挑、环挑、排挑，挑净皮下纤维，并挤出微血。

③方法：隔天轻挑1次，至病痊愈为止。

七、呃逆（沙呃）[Saekaek]

呃逆是谷道不通，"咪胴"（胃）之气上逆动膈，气逆上冲，以喉间呃呃连声，声短而频，令人不能自止为主症的病症。呃逆古称"哕"，又称"哕逆"，属壮医谷道病范畴。

本病常见于胃肠神经官能症，如某些胃、肠、腹膜、纵膈、食道的疾病引起膈肌痉挛，也可以发生呃逆，均可参考本病治疗。

【病因病机】

壮医认为，呃逆的主要病因是由于寒气蕴蓄，或燥热内盛、气郁痰阻，或正气亏虚等导致"咪胴"（胃）气上逆，使"三道两路"受阻，三气不能同步而发病。

【诊断】

（1）喉间呃呃连声，声短而频，不能自止，打呃时作时止，严重时则昼夜不停，呃声或高亢或低弱、缓和。

（2）常伴有胸脘痞闷不舒、渴喜冷饮、形体瘦弱、脸色无华、食少困倦、手足冷、气短乏力等。

【治疗】

（1）治疗原则：通谷道，调龙路、火路，降气逆。

（2）选穴：依据"天圆地方"的配穴原则，选取手背二环4穴（TSBh2-4，双侧）、足背二环12穴（DZBh2-12，双侧）、臂内三穴（TBns，双侧）。

（3）操作方法：取1寸毫针，用轻针法、"8"字环针法针刺。先针左侧手背二环4穴（TSBh2-4），直刺入0.5~0.8寸；接着针右侧足背二环12穴（DZBh2-12）、左侧足背二环12穴（DZBh2-12），直刺入0.8~1寸；再针右侧手背二环4穴（TSBh2-4），直刺入0.5~0.8寸；最后分别针左、右侧臂内三穴（TBns），直刺入0.8~1寸。留针30分钟。

每周治疗2~3次，中病则止。

（4）注意事项：平时少食生冷辛热食品，保持情绪稳定。

【其他针法】

采用壮医针挑疗法。

①部位选择：腘弯穴（DTw）、喉环 2 穴（THh-2）、喉环 5 穴（THh-5）、喉环 7 穴（THh-7）、喉环 10 穴（THh-10）。

②操作手法：在右手各指（拇指除外）戴上顶针（或用小篾片制成的指环亦可）2 个，蘸冷开水后在腘弯穴（DTw）处拍打 50~60 次，至出现血泡。常规消毒后用轻挑手法挑破血泡，使出血水。在喉环 2 穴（THh-2）、喉环 5 穴（THh-5）、喉环 7 穴（THh-7）、喉环 10 穴（THh-10）采用轻挑、浅挑，使微出血。

③方法：每 5 天治疗 1 次，中病即止。

八、便秘（屙意卡）[Okhaexgaz]

便秘是指谷道传导失常导致大便秘结不通，排便周期延长，或周期不长，但粪质干结，排出艰难，或欲大便而艰涩不畅的一种病症。便秘是临床上的常见症状，可见于多种疾病。

西医学中由功能性便秘、肠道激惹综合征、直肠及肛门疾病所致的便秘以及药物性便秘等，均可参考本病进行诊治。

【病因病机】

壮医认为，便秘的病因较复杂，主要由热结、气滞、寒凝、气血阴阳亏虚等引起"三道两路"不通而致。

（1）由于邪毒（热毒、火毒等）从口鼻侵入，或饮食不当，过食煎炒、辛辣厚味食品，恣饮酒浆，以致热毒内生、谷道积热而耗伤津液，或于热病后热毒内传谷道而耗伤津液，大便失润干结，难以排出。

（2）忧思过度、情志不舒、"三道"气机不畅可致腑气郁滞，阻滞谷道，使谷道通降失常而大便难以排出。

（3）若劳倦太过，病后、产后气血不足，谷道受纳运化传导无力，引起津液干枯，大肠失调，大便难以排出；或年高体弱，阴虚气衰，则排便无力；或阴寒凝固，阳气不通，津液不利，谷道艰涩，大便失润干结，难以排出。

【诊断】

（1）以大便秘结不通，排便周期延长，或排便周期不长，但粪质干结，排出艰难，或欲大便而艰涩不畅为主。

（2）可伴有肚痛、肚胀、嗳气、不思饮食等症状。

（3）可有反复发作史。

【治疗】

（1）治疗原则：畅通谷道，祛滞排便。

（2）选穴：依据"天圆地方"的配穴原则，选取臂内中穴（TBnz，双侧）、里内庭穴（DLnt，双侧）、臂内前穴（TBnq，双侧）、足背二环8穴（DZBh2-8，双侧）。

（3）操作方法：取1寸、2寸毫针，用"8"字环针法针刺。先针左侧臂内中穴（TBnz），直刺入0.8~1.5寸，针右侧里内庭穴（DLnt）、左侧里内庭穴（DLnt），直刺入0.3~0.5寸；接着针右侧臂内中穴（TBnz），直刺入0.8~1.5寸，针左侧臂内前穴（TBnq），直刺入0.5~0.8寸；再针右侧足背二环8穴（DZBh2-8）、左侧足背二环8穴（DZBh2-8），直刺入0.3~0.5寸；最后针右侧臂内前穴（TBnq），直刺入0.5~0.8寸。留针30分钟。

每周治疗2~3次，4周为1个疗程，治疗2~3个疗程。

（4）调摄与养护：治疗后教会患者每天早晚按揉腹部各1次；平时应坚持功能锻炼，多食蔬菜水果，养成定时排便的习惯。

【其他针法】

采用壮医针挑疗法。

①部位选择：脐环穴，按"天圆地方"的配穴原则选择2~3组穴位。

②操作手法：轻挑，放出黑色瘀血，挑后用吴茱萸调开水敷脐眼。

③方法：每3天治疗1次，中病即止。

九、泄泻（屙泄）[Oksiq]

泄泻是指排便次数增多，粪便稀薄或溏软而不成条，或稀薄如水样的一种病症。其病因有感受外邪、饮食所伤、情志不调、禀赋不足及久病脏腑气血虚弱等。主要病机是谷道脾虚湿盛，脾胃运化功能失调，肠道分清泌浊、传导功能失司，是临床常见的疾病。

西医学中的急性肠炎、慢性肠炎、肠结核、消化不良、胃肠功能紊乱等疾病以腹泻为主要表现者，均可参考本病进行诊治。

【病因病机】

壮医认为，泄泻的主要病变在"咪胴"（胃）和"咪虽"（肠）。

（1）主要是感受邪毒，饮食伤及谷道，脏腑虚弱等，邪毒（包括风毒、热毒、寒毒、湿毒、火毒等）从口鼻而入侵犯人体谷道，邪正交争，引起谷道脏腑功能障碍，气机阻滞，三气不能同步，水谷不化，夹杂而下而致泄泻。若饮食过量，过食肥甘食品，或误食不洁之物，多食生冷、辛辣等食物，皆可损伤谷道、"咪胴"（胃）、"咪虽"（肠），导致谷道运化功能障碍，气机阻滞，三气不能同步，以致水谷不化，夹杂而下而致泄泻。

（2）长期饮食失调，劳倦内伤，情志不舒，久病缠绵。或父母羸弱，孕期营养不良、早产等致先天禀赋不足。或其他脏腑病变，导致谷道受纳、运化、吸收功能障碍，气机阻滞，以致天、地、人三气不能同步，水谷不化，夹杂而下发生泄泻。

【诊断】

（1）以大便粪质清稀为诊断的主要依据，或大便次数增多，大便或清稀，或如水样，或夹杂糜谷，或如溏泥。

（2）常先有腹胀、腹痛，旋即泄泻。腹痛常与肠鸣同时存在。暴泻起病急，泻下急迫而量多；久泻起病缓，泻下势缓而量少，且有反复发作史。

【治疗】

（1）治疗原则：固涩止泻。

（2）选穴：鹰嘴环 12 穴（TYZh-12）、足背中穴（DZBz）、腹三环 6 穴（RFh3-6）、内三桩（DNSz）。

（3）操作方法：取 1 寸毫针，用"8"字环针法针刺。先针左侧足背中穴（DZBz）；然后针右侧鹰嘴环 12 穴（TYZh-12）、左侧鹰嘴环 12 穴（TYZh-12），直刺入 0.5~0.8 寸；再针腹三环 6 穴（RFh3-6），直刺入 0.5~0.8 寸；最后针左、右侧内三桩（DNSz）。留针 30 分钟。

每天治疗 1 次，中病则止。

（4）注意事项：对严重失水或由恶性病变所引起的泄泻要进行综合性治疗；饮食宜清淡，忌油腻、刺激类食物。

【其他针法】

（1）壮医针挑疗法。

①部位选择：肛门内的小黑泡。

②操作手法：用消毒三棱针轻挑致微出血即可。

③方法：每 3 天治疗 1 次，中病即止。

（2）壮医陶针疗法。

①部位选择：依据"天圆地方"的配穴原则，分别在腰环穴、腹环穴、耳环穴取 1~2 组穴位。

②操作手法：散刺。

③方法：每 2 天治疗 1 次，中病即止。

十、淋证（幽扭）[Nyouhniuj]

淋证是指因饮食劳倦、湿热侵袭而致的以水道运化不利，小便不畅、频数短涩、滴沥刺痛、小腹拘急痛引腰背为主症的一种疾病。

西医学中的泌尿系统感染、泌尿系统结石、泌尿系统肿瘤、乳糜尿等，凡是具有淋证特征者，均可参考本病诊治。

【病因病机】

壮医认为，本病主要由于毒邪侵犯人体，使水道枢纽运化水液不利，或素来体虚，又受热毒侵入水道，使水道枢纽膀胱受热毒灼伤，无法运化水液，导致水道不通、小便不畅、淋漓刺痛而起病。一年四季均可发病，尤以下体不洁，饮食过于肥甘厚腻而易发病。

【诊断】

（1）以小便频数短涩、淋漓刺痛或排尿不畅、小肚拘急为主症，是诊断淋证的主要依据。

（2）病情反复发作者常伴有腰酸痛、小腹坠胀、神疲乏力等症状。

（3）多见于已婚妇女，常因劳累、情绪变化、感受外邪、不洁房事而诱发。

【治疗】

（1）治疗原则：清热祛毒，通利水道。

（2）选穴：依据"天圆地方"的配穴原则，天部取肩环2穴（TJh-2，双侧）、肩环3穴（TJh-3，双侧），地部取足背一环5穴（DZBh1-5，双侧）、足背一环7穴（DZBh1-7，双侧）。

（3）操作方法：患者取坐位。取1寸或2寸毫针，用"8"字环针法针刺。先针右侧肩环2穴（TJh-2）、肩环三穴（TJh-3），直刺入1~1.5寸；然后针左、右侧足背一环5穴（DZBh1-5）、足背一环7穴（DZBh1-7）；再针左侧肩环2穴（TJh-2）、肩环3穴（TJh-3），直刺入1~1.5寸。留针30分钟。

每周治疗2~3次，4周为1个疗程，治疗1~3个疗程。

（4）调摄与养护：患病后饮食宜清淡，禁食刺激性食物及酒，多喝水，多食新鲜水果、蔬菜；禁忌房事，适当卧床休息，保持心情舒畅。

【其他针法】

采用壮医针挑疗法。

①部位选择：依据"天圆地方"的配穴原则，在解毒区选取2~3组穴位。

②操作手法：用平挑法加直刺或斜刺法。

③方法：每5天治疗1次，4周为1个疗程。

十一、汗证（病汗）[Binghhanh]

汗证是指人体内阴虚导致内热炽盛影响水道功能，或因先天禀赋不足，后天过度消耗导致水道功能失调，或过度劳累后受寒湿内侵致玄腑关闭，水道阻滞不通而出现的无汗、汗多，或出汗异常不能正常外泄的病变。

壮医认为人体排汗异常可分为寝汗、多汗、缩汗三种。寝汗是指睡眠中不自觉地出汗，醒后即止的一种疾病。多汗是指白昼时汗出、动辄益甚的一种疾病。缩汗又名闭汗，是以汗出黏腻、汗当出不出为主症的一种疾病。寝汗是临床常见的病症，四季均可发病。本病既可单独出现，也可与其他疾病兼而发作。有少数人因体质关系平时出汗较多，而不伴有其他症状，不属于本病的范围。

西医学中的多种疾病如甲状腺功能亢进、自主神经功能紊乱、风湿热、结核病等所致的以出汗为主要症状者，可参考本病诊治。

【病因病机】

（1）寝汗。壮医认为，大自然的各种变化都是阴阳对立、阴阳互根、阴阳消长、阴阳平衡、阴阳转化的反映和结果。若人体内阴虚，就产生阳盛，即内热炽盛的生理变化，从而影响水道功能，外泄失常而发生寝汗。

（2）多汗。若先天禀赋不足，后天失养或过度劳作，或与邪毒抗争，气血消耗过度而得不到应有的补充，使人体失去常态而身体逐渐虚弱，特别是"咪钵"（肺）虚弱后水道功能失调，水液外泄失常而产生多汗症。

（3）缩汗。主要是劳累过度或剧烈运动后汗未止而洗冷水浴，致使玄腑关闭，水道阻滞不通，汗液不能正常外泄而产生本病。

【诊断】

（1）不因外界环境影响，在头面、四肢、全身出汗超出正常者为诊断的主要依据。

（2）寝汗：以寝中出汗，醒来自止为主症。

多汗：以汗多，或动辄出汗，或汗出淋漓为主症。

缩汗：以汗出黏腻或汗当出不出为主症。

【治疗】

（1）治疗原则：调和气血，固涩止汗。

（2）选穴：依据"天圆地方"的配穴原则，天部选取天宫穴（TTg）、臂内中穴（TBnz，双侧）、臂内前穴（TBnq，双侧），地部选取足背中穴（DZBz，双侧）、内下桩（DNxz，双侧），人部选取腹三环6穴（RFh3-6）、腹四环6穴（RFh4-6）。

（3）操作方法：取1寸、2寸毫针，用"8"字环针法针刺。先针左侧臂内中穴（TBnz）、臂内前穴（TBnq），直刺入0.8~1.5寸；接着针右侧臂内前穴（TBnq）、臂内中穴（TBnz），直刺入0.8~1.5寸；然后针天宫穴（TTg），向前斜刺入0.5~0.8寸；再针左侧内下桩（DNxz）、右侧内下桩（DNxz），直刺入0.8~1.5寸；最后针腹三环6穴（RFh3-6）、腹四环6穴（RFh4-6），直刺入0.5~0.8寸。留针30分钟。腹环穴可加用艾灸或温疗法。

每周治疗2~3次，4周为1个疗程，治疗1~3个疗程。

（4）调摄与养护：积极查找病因，排除因他病而引起；平素注意加强身体锻炼，增强抵抗力。

十二、疟疾（瘴疟）[Cangnez]

疟疾是指由于感受瘴毒之气（即山岚秽气）所致的具有突发性、传染性的一类疾病。临床主要以发作时寒战、发冷、高热、汗出热退、休作有时为特征。有间日发冷热和天天发冷热两种。表现为寒战发抖 10~60 分钟后发热、头痛、口渴，持续 4~8 小时后全身出汗、体温下降、疲乏不堪、昏昏欲睡。本病的恶性发作者可出现头部剧痛、昏迷、抽筋、失常、胡言乱语等，可危及生命。迁延日久，可出现积聚肿块。壮族民间称疟疾为"鸡鬼"、"闷头拜"。本病的发病与正气抗邪能力下降有关，诱发因素则与外感暑湿、风寒、饮食劳倦有关，好发于夏、秋季节暑湿当令之际，南方各省发病较多。

西医学中的疟疾、流行性感冒、回归热、黑热病、病毒性感染以及部分血液系统疾病等传染性疾病，以寒热往来，似疟非疟的类疟疾患为主症的疾病，均可参考本病诊治。

【病因病机】

（1）外因是瘴毒发病的主要因素。由于气候炎热多雨，各种植物落叶、败草、动物尸体等腐烂而产生瘴毒，瘴毒入侵人体，使"三道两路"不通，气机不畅，天、地、人三气不畅通，气机阻滞，使天、地、人三气不能同步，机体功能紊乱，阴阳失调，阴阳相搏，发而为病，从而出现一系列症状。

（2）内因是瘴毒发病的次要因素。主要是因饮食所伤，脾胃受损，痰湿内生；或起居失宜，劳倦太过，正气虚弱，不能抵抗瘴毒邪气，若瘴毒入与阴争，阴盛阳虚，则寒多热少；出与阳争，阳盛阴虚，则热甚寒微而促使发病。

【诊断】

（1）以发作时寒战、发冷、高热、汗出热退、休作有时作为主要症状。

（2）临床根据冷热多少分为热瘴与冷瘴两种。热瘴临床可见热多寒少，或热盛寒微，或只热不寒、头痛脸红、口渴多饮、汗出不畅、骨节酸痛，或胸闷呕吐、烦渴饮冷、大便难结、小便灼热而黄，甚至有神昏谵语等兼症。冷瘴临床可见寒多热少，或寒盛热微、胸腹痞闷、想呕吐、不思饮食、神疲体倦，或倦怠无力、短气懒言、食少、面色蜡黄、形体消瘦、过劳即发等兼症。

【治疗】

（1）治疗原则：解毒除瘴，驱邪截疟，均衡气血。

（2）选穴：依据"天圆地方"的配穴原则，天部选取手心二环11穴（TSXh2-11）、手心三环8穴（TSXh3-8），地部选取足背一环7穴（DZBh1-7）、足背二环7穴（DZBh2-7）。

（3）操作方法：取1寸或1.5寸毫针，用"8"字环针法针刺。先针左侧手心二环11穴（TSXh2-11）、手心三环8穴（TSXh3-8），直刺入0.3~0.5寸；接着针右侧足背一环7穴（DZBh1-7）、足背二环7穴（DZBh2-7），针左侧足背一环7穴（DZBh1-7）、足背二环7穴（DZBh2-7）；再针右侧手心二环11穴（TSXh2-11）、手心三环8穴（TSXh3-8），直刺入0.3~0.5寸。也可根据疾病的情况往不同方向斜刺入0.8~1寸。留针30分钟。

每周治疗2~3次，中病即止。

（4）调摄与养护：本病易反复发作，病情缠绵，应积极治疗；病情较重者，需采取综合措施及时救治；平时注意休息，避免劳累。

【其他针法】

（1）壮医针挑疗法。

①部位选择：在背部出现的小红点处选取穴位。

②操作手法：以消毒的三棱针挑刺小红点。

③方法：每2天治疗1次，中病即止。

（2）三棱针点刺疗法。

①部位选择：上牙龈及食指近端指关节指纹中央。

②操作方法：用三棱针在上牙龈及食指近端指关节指纹中央各刺1针。

③方法：每天治疗1次，中病即止。

十三、眩晕（兰奔）[Ranzbaenq]

眩晕是由于风、火、痰、虚、瘀引起"巧坞"（大脑）失养，出现以头晕眼花、视物旋转为主症的一类病症。轻者闭目可止，重者如坐车船，旋转不定，不能站立，更甚者可突然仆倒。可伴有恶心、呕吐、汗出、面色苍白等症状。壮族民间称为头晕旋转。

西医学中的高血压、低血压、美尼尔氏病、椎基底动脉供血不足、脑动脉硬化症等以头晕为主症者，可参考本病进行诊治。

【病因病机】

（1）情志不遂。由于长期情志失调、忧郁恼怒、气机不畅、"两路"不通、火毒内生，上扰"巧坞"（大脑）而发病。

（2）年老肾亏。年老肾精元亏虚，髓海不足；或体虚多病，损伤肾精肾气；或房劳过度，阴精亏虚，均可致"巧坞"（大脑）失养而发病。

（3）病后体虚。久病体虚，脾胃虚弱。或失血之后，耗伤气血。或饮食不节，忧思劳倦，均可致气血两虚、气血不足，不能上养"巧坞"（大脑），致使"巧坞"（大脑）失养，天、地、人三气不能同步，亦可发生眩晕。

（4）饥饿劳倦，饮食不节，过食辛辣炙煿、肥甘厚腻食物，损伤谷道，使痰毒、火毒内生，上冲"巧坞"（大脑），天、地、人三气不能同步而致。

【诊断】

（1）以头晕眼花，轻者闭目即止，重者如坐舟车，旋转不定，不能站立为主要症状。

（2）可兼有恶心、呕吐、汗出、胸闷、心悸、耳鸣、头晕等症状。

（3）多为慢性起病，逐渐加重，或反复发作。

【治疗】

（1）治疗原则：通"两路"，调"三道"，养"巧坞"（大脑）。

（2）选穴：依据"天圆地方"的配穴原则，选天宫穴（TTg）、眉心穴（TMx）、足背一环7穴（DZBh1-7，双侧）、足背中穴（DZBz，双侧）、手背二环3穴（TSBh2-3，双侧）、手背二环4穴（TSBh2-4，双侧）、足背二环3穴（DZBh2-3，双侧）、足背二环4穴（DZBh2-4，双侧）、鹰嘴环6穴（TYZh-6，双侧）、鹰嘴环12穴（TYZh-12，双侧）、膝二环5穴（DXh2-5，双侧）、膝二环7穴（DXh2-7，双侧）。

（3）操作方法：取 1 寸毫针，用"8"字环针法针刺。先针天宫穴（TTg），斜刺入 0.3~0.8 寸；然后针左侧足背一环 7 穴（DZBh1-7）、左侧足背中穴（DZBz）、右侧足背一环 7 穴（DZBh1-7）、右侧足背中穴（DZBz），直刺入 0.5~0.8 寸，针眉心穴（TMx），斜刺入 0.5~0.8 寸；再针左侧手背二环 3 穴（TSBh2-3）、手背二环 4 穴（TSBh2-4），右侧足背二环 3 穴（DZBh2-3）、足背二环 4 穴（DZBh2-4）；最后针左侧鹰嘴环 6 穴（TYZh-6）、鹰嘴环 12 穴（TYZh-12），右侧膝二环 5 穴（DXh2-5）、膝二环 7 穴（DXh2-7）。留针 30 分钟。

每周治疗 2~3 次，4 周为 1 个疗程，治疗 1~3 个疗程。

（4）调摄与养护：疾病发作时嘱患者闭目或平卧，保持安静，保持充足的睡眠，注意劳逸结合。病情较轻的，调理得当，愈后较好。

【其他针法】

采用壮医针挑疗法。

（1）部位选择：依据"天圆地方"的配穴原则，在天一环穴（TTh1）、天二环穴（TTh2）、解毒区各选取 1~2 组穴位。

（2）操作手法：轻挑、点挑，也可令每穴放血 1~2 滴。

（3）方法：每 5 天治疗 1 次，4 次为 1 个疗程，中病即止。

十四、不寐（年闹诺）[Ninznaundaek]

不寐是指经常不能获得正常睡眠的一种疾病。临床病情轻重不一，轻者主要表现为入睡困难，或睡中易醒，或醒后不能再睡；重者彻夜难眠，常伴有神疲乏力、头晕头痛、健忘或心神不宁等。本病临床较常见，多因情志失调、久病体弱、饮食不节、劳逸失度等引起。

西医学中的神经衰弱综合征、抑郁症、更年期综合征等疾病以不寐为主症，可参考本病诊治。

【病因病机】

（1）情志失调、思虑过度、恼怒太过、情志不舒，致使体内脏腑气机郁滞，阴阳失调，天、地、人三气不能同步。

（2）先天禀赋不足，后天失养，或房劳过度、肾精亏损，或劳累太过、大病之后失于调理，致气血不足，心虚胆怯，阴阳失调，天、地、人三气不能同步。

（3）饮食不节，过饥过饱，或过食辛辣、生冷、油腻食物，热毒、痰毒等邪毒内生，气机不畅，胃气不和，致阴阳失调，天、地、人三气不能同步。

总之，不能获得正常睡眠的原因很多，有因思虑劳倦、七情内伤、心肝火旺、胃失和降使心神被扰或气血两虚，伤及心和"咪隆"（脾），生血之源不足，"巧坞"（大脑）失养所致；或因惊恐、房劳伤及"咪腰"（肾），以致心火独炽、心肾不交、阴阳不调、神志不宁。

【诊断】

（1）以久久不能入睡为主症，轻者入寐困难，或寐而易醒，醒后不寐，重者彻夜难眠。

（2）常伴有心悸、头晕、健忘、多梦、心烦等症状。

（3）常有饮食不节、情志失常、劳倦、思虑过度、病后体虚等病史。

【治疗】

（1）治疗原则：调气血，和阴阳。

（2）选穴：依据"天圆地方"的配穴原则，选取天一环3穴（TTh1-3）、天一环6穴（TTh1-6）、天一环9穴（TTh1-9）、天一环12穴（TTh1-12）、天宫穴（TTg）、面环12穴（TMh-12）、眉心穴（TMx）、耳环5穴（TEh-5，双侧）、内下桩（DNxz，双侧）、足背一环7穴（DZBh1-7，双侧）、足背一环8穴（DZBh1-8，双侧）。

（3）操作方法：取1寸、1.5寸毫针，用"8"字环针法针刺。先针天一环3穴（TTh1-3）、天一环6穴（TTh1-6）、天一环9穴（TTh1-9）、天一环12穴（TTh1-12），直刺入0.3~0.5寸；然后针天宫穴（TTg），直刺入0.2~0.5寸，针左侧耳环5穴（TEh-5）、右侧耳环5穴（TEh-5），直刺入0.5~0.8寸，针眉心穴（TMx），斜刺入0.5~0.8寸；再针左侧内下桩（DNxz）、右侧足背一环7穴（DZBh1-7）、足背一环8穴（DZBh1-8）、左侧足背一环7穴（DZBh1-7）、足背一环8穴（DZBh1-8）、右侧内下桩（DNxz），直刺入0.8~1寸。留针30~45分钟。

每周治疗2~3次，4周为1个疗程，可治疗3个疗程。

（4）调摄与养护：保持睡眠环境安静、心情舒畅，注意作息有序，适当参加功能活动，但睡前不宜剧烈运动。

【其他针法】

（1）壮医针挑疗法。

①部位选择：依据"天圆地方"的配穴原则，在减压区选取 1~2 组穴位。

②操作手法：轻挑、点挑，使微出血。

③方法：每 5 天治疗 1 次，中病即止。

（2）壮医刺血疗法。

①部位选择：猫爪尖穴（TMzj，双侧）、外上桩（DWsz，双侧）。

②操作方法：消毒皮肤后用三棱针点刺，放血 2~3 滴。

③方法：每天治疗 1 次，病愈即止。

十五、面神经麻痹（哪呷）[Najgyad]

面神经麻痹是指由于脉络空虚，受风寒毒气侵袭，龙路、火路气机阻滞，出现口眼歪斜、语言不清、口角流涎等表现的疾患。本病可发生于任何年龄，一年四季均可发病，尤以冬、夏季发病较多，发病急速，以一侧面部发病为多。

西医学中的周围性面神经麻痹可参考本病诊治。

【病因病机】

壮医认为，面神经麻痹的发生主要为风寒毒邪内侵，壅滞面部火路，使火路不通，阻滞了"三道两路"，或体虚亡血、阴血亏虚、龙脉不充、筋脉失养、筋肌纵缓不收而发病。

【诊断】

（1）以眼睛不能充分闭合、口角流涎、口眼歪斜等为主要症状。

（2）临床可见患侧额纹变浅或消失、眼裂增大、流眼泪、笑时口角向健侧牵引偏斜、患侧不能鼓腮或吹气；可出现患侧舌前 2/3 味觉减退或消失、听觉过敏、面部疼痛、麻木、耳鸣等症状。

【治疗】

（1）治疗原则：祛风毒，散寒毒，通"两路"。

（2）选穴：依据"天圆地方"的配穴原则，选取外三桩（DWSz）、内下杆（DNxg）、手背二环3穴（TSBh2-3）、手背二环4穴（TSBh2-4）、足背一环7穴（DZBh1-7）、足背一环8穴（DZBh1-8）；局部以应为穴。

（3）操作方法：取1寸、1.5寸、2寸毫针，用"8"字环针法针刺。先针患处对侧的外三桩（DWSz）；接着针患侧内下杆（DNxg），针对侧的内下杆（DNxg），针患侧的外三桩（DWSz）；再针患处对侧的手背二环3穴（TSBh2-3）、手背二环4穴（TSBh2-4），针患侧的足背一环7穴（DZBh1-7）、足背一环8穴（DZBh1-8），针患处对侧的手背二环3穴（TSBh2-3）、手背二环4穴（TSBh2-4）；最后在面部以应为穴再选取1~2组穴位进行针刺。留针30分钟。

每周治疗2~3次，4周为1个疗程，可治疗1~3个疗程。

（4）调摄与养护：针后教会患者按揉面部；面部应避免风寒，注意休息，避免用眼过度，必要时应戴口罩、眼罩。

十六、头痛（巧尹）[Gyouj in]

头痛是指由于外感或内伤致使"巧坞"（大脑）不利索而引起的以自觉头部疼痛为主症的一种病症。头痛是一种常见的自觉症状，可单独出现，也可见于多种急慢性疾病，可见整个头部疼痛或头的前部、后部、偏侧部疼痛。

西医学中的高血压性头痛、偏头痛、血管神经性头痛、紧张性头痛等，可参考本病诊治。

【病因病机】

头痛的发病与外感风、寒、湿，内伤肝、脾、肾三脏有关。而内科头痛的常见原因是风邪袭络、肝阳上亢、浊气上冲"巧坞"（大脑）或气血亏损及瘀血内阻导致"三道两路"闭阻，"巧坞"（大脑）失其濡养，发为头痛。

（1）外感风、湿、痧、瘴等邪毒。起居不慎，感受风、寒、湿、热邪，邪气上犯巅顶，侵扰"巧坞"（大脑），致"巧坞"（大脑）网络不通而发病。

（2）情志失调。忧郁恼怒、情志不遂、肝失条达、气郁阳亢，或肝郁化火、阳亢火生，上扰"巧坞"（大脑）而发病。

（3）饮食劳倦。饮食所伤、劳逸失度、脾失健运、痰湿内生，使清阳不升，浊阴不降，"巧坞"（大脑）痹阻而发头痛。

（4）先天不足或体虚久病。先天不足，或病后、产后、失血之后营血亏损，脑髓失充，"巧坞"（大脑）失养而发病。

【诊断】

（1）以头痛为主症，头痛部位可在前额、额颞、巅顶、枕项，可一侧或两侧或全头痛。

（2）疼痛性质可为剧痛、隐痛、胀痛、灼痛、跳痛等。

（3）多有起居不慎、感受风邪或饮食劳倦、病后体虚等病史。

【治疗】

（1）治疗原则：调气补虚，通路止痛。

（2）选穴：依据"天圆地方"的配穴原则，选取手背一环9穴（TSBh1-9）、手背一环11穴（TSBh1-11）、手背二环2穴（TSBh2-2）、手背二环4穴（TSBh2-4）、足背一环4穴（DZBh1-4，双侧）、足背一环8穴（DZBh1-8，双侧）、土坡穴（DTp，双侧）、外上桩（DWsz，双侧）、前下桩（DQxz，双侧）、内三杆（DNSg，双侧）、膝二环11穴（DXh2-11，双侧）；局部在天环穴以应为穴选取1组穴位。

（3）操作方法：取1寸、2寸、3寸毫针，用"8"字环针法针刺。先针左侧手背一环9穴（TSBh1-9）、手背一环11穴（TSBh1-11），直刺入0.5~0.8寸，针右侧内三杆（DNSg），直刺入1.5~2.5寸；接着针左侧膝二环11穴（DXh2-11）、右侧外上桩（DWsz），直刺入1.5~2寸，针左侧前下桩（DQxz）、右侧土坡穴（DTp），直刺入1~1.5寸；再针左、右侧足背一环4穴（DZBh1-4）、足背一环8穴（DZBh1-8），针左侧土坡穴（DTp），直刺入0.5~0.8寸，针右侧前下桩（DQxz）、左侧外上桩（DWsz）、右侧膝二环11穴（DXh2-11）、左侧内三杆（DNSg），直刺入1.5~2.5寸；最后针右侧手背一环9穴（TSBh1-9）、手背一环11穴（TSBh1-11），直刺入0.5~0.8寸，还可以在局部天环穴以应为穴选取1组穴位针刺。留针30分钟。

每周治疗 2~3 次，4 周为 1 个疗程，可治疗 1~2 个疗程。

（4）调摄与养护：剧烈头痛者宜卧床休息；平时避免精神刺激，保持心情舒畅；饮食宜清淡，忌辛辣饮食。

【其他针法】

壮医针挑疗法：可根据头痛部位的不同采取不同的治疗方法，临床主要分头晕痛、偏头痛、头项强痛来治疗。

（1）头晕痛。

①部位选择：依据"天圆地方"的配穴原则，在减压区选取 1~2 组穴位和面环 12 穴（TMh-12）、眉心穴（TMx）。

②操作手法：轻挑、行挑两侧减压区穴位点，点挑面环 12 穴（TMh-12）、眉心穴（TMx），使微出血。

③方法：每 3 天治疗 1 次，病愈即止。

（2）偏头痛。

①部位选择：依据以痛为穴的方法，在患者头部寻找特别酸痛处。

②操作手法：用斑蝥（有剧毒，忌入口和接触眼睛）1 只，除去头、翅、足，焙干研末，放在塑料纸上，然后包于感觉特别酸痛处，用胶布固定，经过 12 小时，局部生成小水泡，用针挑破此水泡，使流出黄水。

③方法：每 3 天治疗 1 次，中病即止。

（3）头项强痛。

①部位选择：在背部解毒区、减压区选取 1~2 组穴位作为挑点。

②操作手法：轻挑、行挑或排挑，使微出血。

③方法：每 3 天治疗 1 次，病愈即止。

十七、痹病（发旺）[Fatvangh]

痹病是指风、寒、湿、热等邪毒入侵机体火路，致使火路网络阻滞不畅而引起筋骨、肌肉、关节疼痛，临床主要表现为筋骨、肌肉、关节疼痛酸楚、麻木、重着、灼热，伸屈不利，关节肿大，甚至关节变形、行走困难的病症，又称风湿骨痛、风手风脚。

西医学中的风湿性关节炎、类风湿性关节炎、痛风、骨关节炎、坐骨神经痛等以痹病临床特征为主者，可参考本病诊治。

【病因病机】

痹病的发生多由于感受邪毒、正气虚弱、情志失调等引起。

（1）感受风、寒、湿、热等毒邪。毒邪乘人体虚弱时侵入，阻滞龙路、火路，使气血运行不畅，痹阻于筋骨肌肉关节所致。

（2）先天不足、素体虚弱、过度劳累或安逸过度、缺乏运动、妇女产后、情志失调、营养不良及久病体弱等引起气血阴阳不足，筋骨肌肉关节失养，火路网络阻滞而出现筋骨、肌肉、关节疼痛或感觉异常。

（3）情志抑郁、气道不利、气血运行不畅，阻滞于筋骨、肌肉、关节之间而发病。

【诊断】

（1）以筋骨、肌肉、关节酸痛、麻木，伸屈不利、关节肿大（或有定处，或游走不定），或遇冷加剧、得热减轻，或遇热加剧、得冷减轻，甚至关节变形、行走困难为主要症状。

（2）可兼有怕风、发热、口渴、烦闷、睡眠差、手足沉重等症状。

（3）发病及病情的轻重常与劳累以及季节、气候寒冷、潮湿等天气变化有关。

【治疗】

（1）治疗原则：解湿毒，调"三道"，通"两路"。

（2）选穴：依据"天圆地方"的配穴原则，选取腹四环3穴（RFh4-3）、腹四环6穴（RFh4-6）、腹四环9穴（RFh4-9）、腹四环12穴（RFh4-12）、外上桩（DWsz，双侧）、前下桩（DQxz，双侧）、膝二环11穴（DXh2-11，双侧）、足背一环7穴（DZBh1-7）；局部筋骨、肌肉、关节边以痛为穴、以应为穴，可先用健侧穴位。

（3）操作方法：取1寸、1.5寸、2寸毫针，用"8"字环针法针刺。先针腹四环3穴（RFh4-3）、腹四环6穴（RFh4-6）、腹四环9穴（RFh4-9）、腹四环12穴（RFh4-12），直刺入0.5~0.8寸；接着针左侧外上桩（DWsz）、右侧前下桩（DQxz）、右侧外上桩（DWsz）、左侧前下桩（DQxz），直刺入0.8~1.5寸；再针左侧膝二环11穴（DXh2-11，双侧）、右侧足背一环7穴（DZBh1-7），直刺入0.5~0.8寸；最后针局部，通过循切按压筋骨、肌肉、关节找到的压痛点以及相应的反应点，选取 1 组穴位进行针刺。留针 30 分钟。

每周治疗 2~3 次，4 周为 1 个疗程，可治疗 2~3 个疗程。

（4）调摄与养护：平时注意防寒保暖，保护病变肢体，避免受风寒湿邪侵袭。

十八、消渴（屙幽甜）[Oknyouhdiemz]

消渴是指以口渴引饮、多食善饥、尿多、消瘦、尿有甜味为主症的一种疾病。多发于中年人，嗜食肥甘厚腻、辛辣炙煿之人易患该病。若青少年罹患此病则往往病情较重。

西医学中的糖尿病、尿崩症、精神性多饮多尿症，可参考本病诊治。

【病因病机】

壮医认为，消渴多由禀赋不足、阴津亏损、燥热偏胜所致。

（1）由于长期饮食不节，过食肥甘厚腻、煎炒、辛辣等食物，过量饮酒等，影响谷道的受纳、消化、吸收功能，湿毒、热毒内生，积热内蕴，化燥伤津而引发。

（2）长期受精神刺激、喜怒失常、情志失调，以致体内"三道"气机运行不畅，郁结日久而生热毒，灼伤气道、谷道的阴津而致。

（3）由于平时身体虚弱，复因房事不节、劳欲过度、耗损阴津、阴虚火旺，灼伤"三道"的阴津，使津液不足而致。

【诊断】

（1）以多饮、多尿、多食、消瘦、尿有甜味为主要症状。

（2）有的患者"三多"症状不显著，但若中年之后发病，且嗜食肥甘厚腻食物、形体肥胖以及病久伴发水肿、眩晕、雀目、痈疽等病症，可考虑患消渴的可能。

（3）本病的发生与先天禀赋不足密切相关，故消渴的家族史可供诊断参考。

【治疗】

（1）治疗原则：调气补虚，均衡气血。

（2）选穴：依据"天圆地方"的配穴原则，选取足背一环7穴（DZBh1-7，双侧）、足背一环8穴（DZBh1-8，双侧）、足背二环4穴（DZBh2-4，双侧）、足背中穴（DZBz，双侧）、手背二环4穴（TSBh2-4，双侧）、膝二环10穴（DXh2-10，双侧）、内三桩（DNSz，双侧）。

（3）操作方法：取1寸、1.5寸、2.5寸毫针，用"8"字环针法针刺。先针左侧足背中穴（DZBz）、足背一环7穴（DZBh1-7）、足背一环8穴（DZBh1-8）、足背二环4穴（DZBh2-4），直刺入0.5~0.8寸；然后针右侧足背中穴（DZBz）、足背一环7穴（DZBh1-7）、足背一环8穴（DZBh1-8）、足背二环4穴（DZBh2-4），直刺入0.5~0.8寸；再针左侧膝二环10穴（DXh2-10）、内三桩（上、中、下，DNSz）；最后针右侧膝二环10穴（DXh2-10）、内三桩（上、中、下，DNSz），直刺入1.5~2寸。留针30分钟。

每周治疗2~3次，4周为1个疗程，可治疗3~5个疗程。

（4）调摄与养护：饮食有节，少吃多餐，适当进行功能锻炼。

十九、瘿病（苯埃）[Baenzai]

瘿病是以颈前喉结两侧肿大结块，不痛不溃，缠绵难消为特点的一种疾病。

西医学中单纯性甲状腺肿大、甲状腺功能亢进、甲状腺炎、甲状腺癌等以甲状腺肿大为主要表现的疾病，可参考本病诊治。

【病因病机】

壮医认为瘿病主要由三个方面的原因引起。

（1）长期精神紧张、情志失调、心情抑郁，导致气道不畅，气滞血瘀于颈前而致。

（2）平时身体虚弱，感受风毒、寒毒、热毒等邪气，邪毒乘虚而入，结聚于颈前，阻碍龙路、火路运行，导致气血运行不畅，天、地、人三气不能同步而致。

（3）平素谷道虚弱、饮食不节、过食肥甘厚腻食物，影响谷道功能，聚痰于颈前而致。

【诊断】

（1）以颈前喉结两旁一侧或双侧的结块肿大为主要症状。

（2）多见于女性，常有饮食不节、情志不畅等病因，或发病有一定的地区性。

【治疗】

（1）治疗原则：补虚、调气、祛湿、消肿。

（2）选穴：内三杆（DNSg，右侧）、足背一环7穴（DZBh1-7，左侧）、前三桩（DQSz，双侧）、外中桩（DWzz，双侧）。

（3）操作方法：取1寸、2寸、3寸毫针，用"8"字环针法针刺。先针右侧内三杆（DNSg），直刺入2~2.5寸；接着针左侧足背一环7穴（DZBh1-7），直刺入0.5~0.8寸；再针右侧前三桩（上、中、下，DQSz）、左侧外中桩（DWzz）；最后针左侧前三桩（上、中、下，DQSz）、右侧外中桩（DWzz），直刺入1~2寸。留针30分钟。

每周治疗2~3次，4周为1个疗程，可治疗1~3个疗程。

（4）调摄与养护：平时注意避免刺激性食物如茶、咖啡、酒，忌烟，如出现压迫症状时，应考虑手术治疗。

二十、肢体麻木（麻抹）[Ndangnaet]

肢体麻木是指由各种原因引起的肢体对外界的刺激反应迟钝、感觉丧失、功能异常、肢体活动不灵活甚至丧失肢体活动能力等，临床主要表现以躯干或四肢局部麻木、不知冷热、不知痛痒的病症。

本病相当于中医的肢体麻木、感觉异常等范畴，相当于西医的各种原因引起的肢体麻木、感觉异常等。

【病因病机】

壮医认为，肢体麻木的发生主要是由以下三个方面原因引起。

（1）体内阴盛阳衰或阳盛阴衰，或喜怒太过、情志不舒、脏腑功能失调、气机不畅，阻滞龙路或火路，三气不能同步。

（2）寒、风、痧、湿、热等邪毒入侵体内，或饮食不当，湿毒、热毒内生，引起肌体气机郁滞，阻滞龙路或火路，影响龙路或火路的功能，使人体内天、地、人三气不能同步。

（3）身体虚弱或劳累过度、饮食不节、药物攻伐太过造成身体气血不足，气行不畅，阻滞龙路或火路，影响龙路或火路的功能，从而削弱了人体对外界信息的感知、适应能力。

【诊断】

以躯干或四肢局部麻木、不知冷热、不知痛痒为主要症状。

【治疗】

（1）治疗原则：调气补虚，通调两路。

（2）选穴：依照"天圆地方"的取穴原则，选取手背二环2穴（TSBh2-2，双侧）、手背二环4穴（TSBh2-4，双侧）、足背一环7穴（DZBh1-7，双侧）、足背二环8穴（DZBh1-8）、手鹰嘴环12穴（TYZh-12，双侧）、足背中穴（DZBz，双侧）、肩环穴（TJh-10，双侧）、前上桩（DQsz，双侧）。还可以依照以应为穴的取穴方法，在麻木肢体的体表部位寻找反应点作为针刺穴位。也可以依照以灶为穴的取穴原则，在麻木肢体寻找病灶部位，选取1组穴位。

（3）操作方法：取1寸、1.5寸、3寸毫针，用"8"字环针法针刺。先针左侧手背二环2穴（TSBh2-2）、手背二环4穴（TSBh2-4），针右侧足背一环7穴（DZBh1-7）、足背一环8穴（DZBh1-8），接着针左侧足背一环7穴（DZBh1-7）、足背一环8穴（DZBh1-8）；针右侧手背二环2穴（TSBh2-2）、手背二环4穴（TSBh2-4），直刺入0.5~0.8寸；再针左侧肩环穴（TJh-10）、右侧足背中穴（DZBz）、左侧足背中穴（DZBz）、右侧肩环穴（TJh-10），直刺入0.8~1.5寸；最后针左侧手鹰嘴环12穴（TYZh-12）、右侧前上桩（DQsz）、左侧前上桩（DQsz）、右侧手鹰嘴环12穴（TYZh-12），直刺入0.8~2.5寸。还可以根据以应为穴和以灶为穴的需要，依据不同的部位施行不同的针刺。留针30分钟。

每周治疗2~3次，4周为1个疗程，治疗2~3个疗程。

（4）调摄与养护：平时注意患处的防寒保暖，适当进行功能锻炼。

二十一、心悸（心跳）[Simdiuq]

心悸是指由于气血阴阳亏虚或湿毒、瘀毒阻滞，心脏失养，龙脉不畅，引起患者自觉心中急剧跳动、惊慌不安，甚至不能自主的疾病，常见于素体心气不足、心血亏虚的人。

西医学中的心律失常、心功能不全、神经症等，凡是以心悸不适为主症，均可参考本病进行诊治。

【病因病机】

壮医认为，心悸发病多由于人体虚弱、毒邪内侵所致。本病的发生常与平时体质虚弱、劳倦、出汗后风、寒、湿、热等邪毒乘虚入侵，停滞于心脏，阻滞龙路或火路，从而导致心脏失养，龙路不通而发病。

【诊断】

（1）心慌不安，精神紧张，不能自主，心跳或快或慢、或忽跳或止，呈阵发性或持续性。

（2）可伴有胸闷不适、易激动、心烦、少寐、乏力、头晕等，中老年人发作频繁。

（3）发作常由情志刺激、惊恐、紧张、劳倦过度、饮酒、饱食等因素引起。

【治疗】

（1）治疗原则：通调龙路，行气通脉。

（2）选穴：天宫穴（TTg）、足背中穴（DZBz，单侧）、臂内三穴（TBn，单侧）、足背一环8穴（DZBh1-8，双侧）、足背二环7穴（DZBh2-7，双侧）。

（3）操作方法：取1寸、2寸毫针，用"8"字环针法针刺。先针天宫穴（TTg），斜刺入0.3~0.5寸；接着针左（或右）侧足背中穴（DZBz），针右（或左）侧臂内三穴（TBn），直刺入0.8~1.5寸；再针左侧足背一环8穴（DZBh1-8）、足背二环7穴（DZBh2-7），直刺入0.5~0.8寸；最后针右侧足背二环7穴（DZBh2-7）、足背一环8穴（DZBh1-8），直刺入0.5~0.8寸。留针30分钟。

每周治疗 2~3 次，4 周为 1 个疗程，治疗 1~3 个疗程。

（4）调摄与养护：本病可发生于多种疾病，治疗前必须明确诊断；应保持精神乐观、情绪稳定；生活起居有节，进食营养丰富而易消化的食物；避免剧烈运动。

二十二、胸痹（阿闷）[Aekmwnh]

胸痹是指龙路阻滞不通而导致的以心前区突然疼痛甚至痛引肩背、喘息、不得平卧等为主症的一种疾病。轻者仅感胸闷如窒、呼吸欠畅，重者如有胸痛，严重者心痛彻背。

西医学中的冠心病、心绞痛、心肌梗死的胸部疼痛、喘息等症状，均可参考本病进行诊治。

【病因病机】

壮医认为，胸痹的发生是由于风、湿、痧、瘴等毒邪入侵人体，或者体虚、气血瘀滞，龙路、火路阻塞不通所致。

（1）风、寒、湿、热等邪毒入侵体内，停滞于脏腑、骨肉之间，阻滞龙路或火路，使人体内天、地、人三气不能同步。

（2）情志不舒、脏腑功能失调、阴盛阳衰或阳盛阴衰、气机不畅阻滞龙路或火路，三气不能同步。

（3）平时劳累过度、失于调养、身体虚弱、气血不足、气行不畅阻滞龙路或火路，三气不能同步而出现卒心痛。

【诊断】

（1）临床表现为左侧胸膺或膻中处突发憋闷而痛，疼痛性质为隐痛、胀痛、刺痛、绞痛、灼痛。疼痛常可窜至肩背、前臂、咽喉、胃脘部等处，甚至可窜至中指或小指，并兼心悸。

（2）突然发病，时作时止，反复发作，持续时间短暂，一般轻者持续数秒至数十分钟，经休息或服药后可缓解。

（3）多见于中年以上患者，常因情绪激动、寒冷刺激、饱餐之后、劳累过度而诱发。

【治疗】

（1）治疗原则：通路、止痛。

（2）选穴。

①救急时：猫爪尖穴（TMzj，双侧）即十指指尖、口环12穴（TKh-12）、臂内前穴（TBnz，双侧）、前上桩（DQsz，双侧）、足背一环8穴（DZBh1-8，双侧）、足背二环7穴（DZBh2-7，双侧）。

②救急后：臂内三穴（TBn，双侧）、前上桩（DQsz，双侧）、天宫穴（TTg）、内下桩（DNxz，双侧）、前下杆（DQxg，双侧）、足背一环8穴（DZBh1-8，双侧）、足背二环7穴（DZBh2-7，双侧）。

（3）操作方法。

①救急时：用三棱针（或一次性注射器针头）针双侧猫爪尖穴（TMzj）放血，放血后用1寸毫针向上针刺人中，接着用1.5寸毫针往心方向斜刺左侧臂内前穴（TBnz），直刺入0.8~1.2寸；然后用3寸毫针针右侧前上桩（DQsz）、左侧前上桩（DQsz），直刺入2.5寸；再用1.5寸毫针往心方向斜刺右侧臂内前穴（TBnz），直刺入0.8~1.2寸；最后用1寸毫针针左侧足背一环8穴（DZBh1-8）、左侧足背二环7穴（DZBh2-7）、右侧足背二环7穴（DZBh2-7）、右侧足背一环8穴（DZBh1-8），直刺入0.5~0.8寸。留针30分钟。

②救急后：用1.5寸毫针针左侧臂内三穴（上、中、下，TBns）、右侧前上桩（DQsz）、左侧前上桩（DQsz）、右侧臂内三穴（TBn），直刺入0.8~1.2寸，针天宫穴（TTg）、内下桩（DNxz，双侧）；然后用2寸毫针针左侧前下杆（DQxg），直刺入1.5~1.8寸，针右侧足背一环8穴（DZBh1-8）、右侧足背二环7穴（DZBh2-7）、左侧足背二环7穴（DZBh2-7）、左侧足背一环8穴（DZBh1-8），直刺入0.5~0.8寸；再针右侧前下杆（DQxg），直刺入1.5~1.8寸。留针30分钟。

每周治疗2~3次，4周为1个疗程，治疗2~3个疗程。

（4）调摄与养护：发作时应卧床休息，尽量不搬动患者，及时治疗；起居有慎，注意寒暖适宜；避免劳累、情志不畅。

二十三、中风（坞勒乱）[Uklwedluenh]

中风又称脑卒中，是指忽然昏仆、不省人事、口眼歪斜、不语失音、半身不遂为主症的病症。本病因发病急骤、证情复杂、凶险多变，有风性善行数变的特点，故名中风。本病多见于中老年人，四季皆可发病，但以冬、春两季最为多见。

西医学中的急性脑血管病如脑出血、蛛网膜下腔出血、脑血栓形成、脑栓塞等出现中风表现者，可参考本病诊治。

【病因病机】

本病多因正气不足，肾阴亏耗，阳化风动，气血冲逆蒙蔽"巧坞"（大脑），引起龙路、火路及其网络的部分通道不畅或闭塞不通所致。

【诊断】

（1）临床上以忽然昏仆、不省人事、口眼歪斜、言语不利或不语、半身不遂为主要表现。

（2）发病急骤，有渐进发展过程，发病前多有头晕头痛、肢体麻木等先兆。

（3）常有年老体衰、劳倦内伤、嗜好烟酒等因素。常因恼怒、劳累、酗酒、气候骤变等诱发，年龄多在40岁以上。

【治疗】

（1）治疗原则：通窍醒神。

（2）选穴。

①救急时：猫爪尖穴（TMzj，双侧）即十指指尖、口环12穴（TKh-12）、天宫穴（TTg）、地井穴（DDj，双侧）、臂内前穴（TBnz，双侧）、前上桩（DQsz，双侧）、足背一环8穴（DZBh1-8，双侧）、足背二环7穴（DZBh2-7，双侧）。

②救急后：天宫穴（TTg）、地井穴（DDj，双侧）、臂内前穴（TBnz，双侧）、前上桩（DQsz，双侧）、足背一环8穴（DZBh1-8，双侧）、足背二环7穴（DZBh2-7，双侧）。

（3）操作方法。

①救急时：用三棱针（或一次性注射器针头）针双侧猫爪尖穴（TMzj，双侧）放血，放血后用1寸毫针向上针刺人中，斜刺天宫穴（TTg），针左、右侧地井穴（DDj），直刺入0.3~0.5寸；然后用1.5寸毫针往心方向斜刺左侧臂内前穴（TBnz），刺入0.8~1.2寸，用3寸毫针针右侧前上

桩（DQsz）、左侧前上桩（DQsz），直刺入 2.5 寸；再用 1.5 寸毫针往心方向斜刺右侧臂内前穴（TBnz），刺入 0.8~1.2 寸；最后用 1 寸毫针针左侧足背一环 8 穴（DZBh1-8）、足背二环 7 穴（DZBh2-7），右侧足背二环 7 穴（DZBh2-7）、足背一环 8 穴（DZBh1-8），直刺入 0.5~0.8 寸。留针 30 分钟。

②救急后：先用 1 寸毫针针天宫穴（TTg），斜刺入 0.5~0.8 寸；然后用 1.5 寸毫针针左、右侧内下桩（DNxz），直刺入 0.8~1.2 寸，针左侧臂内三穴（上、中、下，TBn）、右侧前上桩（DQsz）、左侧前上桩（DQsz）、右侧臂内三穴（上、中、下，TBn），直刺入 0.8~1.2 寸；再针左侧前下杆（DQxg），直刺入 1.2~1.5 寸，针右侧足背一环 8 穴（DZBh1-8）、足背二环 7 穴（DZBh2-7）；最后针左侧足背二环 7 穴（DZBh2-7）、足背一环 8 穴（DZBh1-8），直刺入 0.5~0.8 寸，针右侧前下杆（DQxg），直刺入 1.2~1.5 寸。留针 30 分钟。

每周治疗 2~3 次，4 周为 1 个疗程，治疗 1~2 个疗程。

（4）调摄与养护：重视先兆症状的观察，加强护理，是治疗和预防中风的关键。急性期病人宜卧床休息，同时密切观察病情。病情稳定后，在治疗的同时指导病人自我锻炼，促进患肢功能恢复。平时在饮食上宜食清淡、易消化食物，忌肥甘厚腻、动风、辛辣刺激食物，并禁烟酒；要保持心情舒畅，做到起居有常、饮食有节，避免疲劳，以防止卒中和复中。

二十四、偏枯（麻邦）[Mazmbiengj]

偏枯俗称偏瘫，也称半身不遂，指一侧（左侧或右侧）肢体（上肢、下肢）的随意运动功能减弱或丧失，或言语障碍、口眼歪斜等症状。由于肢体失去了随意运动的功能，故逐渐出现肢体失用性萎缩。

西医学中的卒中后遗症可以参考本病诊治。

【病因病机】

其病因病机主要是因肝肾阴亏、肝阳上亢或风痰阻络、气虚血滞、脉络瘀阻等引起龙路、火路及其网络的部分通道不畅或闭塞不通，导致"三道两路"受阻，三气不能同步而致。

【诊断】

多因病变发生的部位及严重程度不同而有差异。

（1）以半身不遂、言语不利、口眼歪斜为主要临床表现。

（2）既往有中风病史。

【治疗】

（1）治疗原则：通调两路，解毒补虚，调气柔筋。

（2）选穴：依据"天圆地方"的配穴原则，选取天宫穴（TTg）、地井穴（DDj，双侧）、手背二环2穴（TSBh2-2，双侧）、手背二环4穴（TSBh2-4，双侧）、足背一环7穴（DZBh1-7，双侧）、足背一环8穴（DZBh1-8，双侧）、右侧内三杆（DNSg）、左侧前上桩（DQsz）、膝二环7穴（DXh2-7，双侧）、膝二环10穴（DXh2-10，双侧）；健侧以痛为腧。

（3）操作方法：取1寸、2寸、3寸毫针，用"8"字环针法针刺。先针天宫穴（TTg），平刺入0.3~0.5寸；接着针左、右侧地井穴（DDj），直刺入0.3~0.5寸；然后针左侧手背二环2穴（TSBh2-2）、手背二环4穴（TSBh2-4），针右侧足背一环7穴（DZBh1-7）、足背一环8穴（DZBh1-8），针左侧足背一环7穴（DZBh1-7）、足背一环8穴（DZBh1-8），针右侧手背二环2穴（TSBh2-2）、手背二环4穴（TSBh2-4），直刺入0.5~0.8寸；再针右侧内三杆（DNSg）、左侧前上桩（DQsz），直刺入2~2.5寸，针左、右侧膝二环7穴（DXh2-7）、膝二环10穴（DXh2-10），直刺入0.3~0.5寸；最后针健侧的以痛为腧穴。留针30分钟。

每周治疗2次，一般3个月为1个疗程，治疗1~3个疗程。

（4）调摄与养护：均衡饮食，少盐、少糖、定时定量、多吃蔬菜及补充水分、少吃动物性油脂与动物内脏；减少饮酒，拒绝吸烟；情绪稳定、规律运动、适度运动以促进血液循环，减少血管阻塞机会。

二十五、遗精（漏精）[Vazcingh]

遗精是指在无性交活动的情况下发生射精，不因性生活而精液频繁遗泻的症状。遗精有梦遗与滑精之分，在睡梦中发生的精液泄漏，称为梦遗；无梦而遗，甚至清醒时精液自出者，称为滑精。在未婚的青年男性中80%~90%的人有遗精现象，一般每周不超过1次；或成年未婚男子，或婚后分居者，一个月遗精1~2次，属生理现象，不会出现明显症状，大都属正常的生理现象。过多的遗精每周2次以上或1天数次，或清醒时流精，伴头昏、精神萎靡、腰腿酸软、不寐等症状，则属病理性的，必须治疗。

西医学中的前列腺炎、精囊炎、睾丸炎等病症引起的遗精，可参考本病诊治。

【病因病机】

壮医认为，遗精多属"咪心头"（心脏）、"咪腰"（肾）为患，如劳神过度，动念妄想，致心阴亏耗，心火内炽，扰动精室；或因先天体质虚弱、房事不节；或因纵欲过度，"咪腰"元阳受损，精关不固而致；或因酗酒、饮食厚味，湿热下注，致"三道"功能受损，三气不能固摄机体，导致三气不能协调，天、地、人三气不能同步而致的不因性生活而精液遗泄。

（1）毒邪外入侵犯，盘踞时久伤及人体三气，造成身体日虚而不能恢复常态，三气不能同步，尤其是下部气不能上达廓部，造成精液不能固摄，下滑而外溢。

（2）酗酒、饮食厚味，损伤脾胃，则湿热之毒内生，湿热入下，致痰火湿热阻滞水道，水道疏泄失度，热扰精室，产生遗精。

（3）素体虚弱，或久病体虚不能恢复，精关不固而遗。

（4）房事不节，或频繁手淫，使水道枢纽运化水液不利；或素来体虚，又受毒邪侵入水道，导致水道前列腺受热毒灼伤，无法固摄精液而起病。

（5）情志失调，劳神太过，劳伤心脾，意淫于外，则人体中部气不能上传下达，心神不宁，于是神不守舍，入寐淫梦泄精。心火久动伤及水道，水道通达不畅，以致精室被扰，阴精失守，梦而频遗。

【诊断】

（1）以遗精频作，或梦遗或滑精，每周2次以上者为主要症状。

（2）可伴有头晕目眩、神疲乏力、精神不振等症状。

【治疗】

（1）治疗原则：调气、补虚、安神。

（2）选穴：腹四环 6 穴（RFh4-6）、腹四环 9 穴（RFh4-9）、腹四环 12 穴（RFh4-12）、腹四环 3 穴（RFh4-3）、腹五环 6 穴（RFh5-6）、内三桩（上、中、下，DNSz，双侧）。

（3）操作方法：取 1 寸、2.5 寸毫针，用"8"字环针法针刺。先针腹四环 6 穴（RFh4-6）、腹四环 9 穴（RFh4-9）、腹四环 12 穴（RFh4-12）、腹四环 3 穴（RFh4-3），直刺入 0.5~0.8 寸；接着针腹五环 6 穴（RFh5-6），直刺入 0.5~0.8 寸；再针左、右侧内三桩（上、中、下，DNSz），直刺入 1.5~2 寸。留针 30~45 分钟。腹环穴可加用艾灸或温疗法。

每周治疗 2~3 次，4 周为 1 个疗程，治疗 1~2 个疗程。

（4）调摄与养护：可以配合食疗，以芡实、枸杞子等炖老鸭汤食用；养成良好的生活习惯；节制性欲，杜绝手淫，禁看淫秽书刊和黄色录像；适当进行功能锻炼。

二十六、阳痿（委哟）[Viznyoj]

阳痿是指成年男子未到性功能衰退年龄即出现阳具不举，或临房事举而不坚，或举而不能维持，以致不能进行正常性生活的一种病症。

西医学中的部分性神经衰弱或某些慢性虚弱性疾病出现阳痿时，均可参考本病诊治。

【病因病机】

本病多因房劳纵欲过度，或由神经功能、精神、心理因素、不良嗜好及疾病等所致，如神经衰弱、手淫、生殖腺机能不全、糖尿病、长期饮酒、过量吸烟、某些慢性虚弱性疾病及服用某些药物（如麻醉药、镇静药、甲氰眯呱等）；少数阳痿是由器质性病变引起，如生殖器畸形、生殖器损伤及睾丸疾病等。壮医认为，本病多因房劳纵欲过度，肾中精气亏损；或因气血不足，宗筋失养；或因湿热下注，宗筋受灼，以至肾精气亏虚，宗筋弛纵，致"三道"功能不调，龙路、火路不通，三气不能同步而发病。

【诊断】

（1）以阴茎萎软，或举而不坚，不能插入阴道进行性交为主要表现。

（2）年龄在 20~50 岁，未到性功能衰退年龄。

（3）排除器质性或药物所致的阳痿。

【治疗】

（1）治疗原则：调气，清理湿热，补虚益气。

（2）选穴：腹四环 6 穴（RFh4-6）、腹四环 9 穴（RFh4-9）、腹四环 12 穴（RFh4-12）、腹四环 3 穴（RFh4-3）、腹五环 6 穴（RFh5-6）、口环 4 穴（TKh-4）、口环 8 穴（TKh-8）、口环 5 穴（TKh-5）、口环 7 穴（TKh-7）、内三桩（上、中、下，DNSz，双侧）。

（3）操作方法：取 0.5 寸、1 寸、1.5 寸、2.5 寸毫针，用"8"字环针法针刺。先针腹四环 6 穴（RFh4-6）、腹四环 9 穴（RFh4-9）、腹四环 12 穴（RFh4-12）、腹四环 3 穴（RFh4-3），直刺入 0.5~0.8 寸；接着针腹五环 6 穴（RFh5-6），直刺入 0.5~0.8 寸；再针口环 4 穴（TKh-4）、口环 8 穴（TKh-8）、口环 5 穴（TKh-5）、口环 7 穴（TKh-7），直刺入 0.2~0.5 寸；最后针左、右侧内三桩（上、中、下，DNSz），直刺入 1.5~2 寸。留针 30~45 分钟。腹环穴可加用艾灸或温疗法。

每周治疗 2~3 次，4 周为 1 个疗程，治疗 1~3 个疗程。

（4）调摄与养护：注意休息，避免房事过劳；调畅情志，愉悦心情。

二十七、虚劳（涸耐）[Hawnaiq]

虚劳是指由脏腑亏损、元气虚弱而致"三道两路"不通、不荣，三气不能同步而产生的多种慢性病症的总称。凡禀赋不足、后天失调、病久失养、积劳内伤、久虚不复而表现为各种亏损症候者，都属于本证范畴。

西医学中的各种慢性消耗性疾病、营养不良、贫血、自身免疫功能低下等疾病，当出现虚劳的症状时，可参考本病进行诊治。

【病因病机】

（1）先天禀赋不足，孕期营养不良或早产，出生后喂养不当致营养不良，导致气血生成匮乏。

（2）后天劳作太过，经常熬夜导致精气亏耗，身体虚弱；或患慢性病经久不愈，气血损耗过多。

（3）饮食不节、生活不节制、情志失调损伤谷道，使谷道消化吸收功能下降，水谷精微无以化气血而致。

【诊断】

虚劳的临床表现，根据其为气虚、血虚、阴虚、阳虚而有不同的表现。

（1）多见神疲乏力、心悸气短、面色无华、自汗盗汗，或五心烦热，或畏寒肢冷等。

（2）具有慢性消耗性疾病病史，有长期脏腑功能衰退等表现。

（3）排除其他内科疾病的虚证。

【治疗】

（1）治疗原则：调气补虚，通道养路。

（2）选穴：天宫穴（TTg）、手背二环11穴（TSBh2-11，双侧）、手背二环12穴（TSBh2-12，双侧）、手背二环1穴（TSBh2-1，双侧）、鼻环5穴（TBh-5）、鼻环7穴（TBh-7）、膝二环5穴（DXh2-5，双侧）、膝二环7穴（DXh2-7，双侧）。

（3）操作方法：取1寸、2寸毫针，用"8"字环针法针刺。先针天宫穴（TTg），斜刺入0.3~0.5寸；接着针左、右侧手背二环11穴（TSBh2-11）、手背二环12穴（TSBh2-12）、手背二环1穴（TSBh2-1），斜刺入0.8~1.5寸；再针左、右侧膝二环5穴（DXh2-5）、膝二环7穴（DXh2-7），直刺入1~1.5寸；最后针鼻环5穴（TBh-5）、鼻环7穴（TBh-7），直刺入0.1~0.3寸。留针30分钟。

每周治疗2~3次，4周为1个疗程，治疗1~2个疗程。

（4）调摄与养护：消除引起虚劳的各种病因；避风寒，调饮食，注意休息，避免劳累。

【其他针法】

采用壮医陶针疗法。

（1）部位选择：依据"天圆地方"配穴原则，在减压区选取1~2组穴位。

（2）操作手法：用点刺。

（3）方法：每周治疗2次，4周为1个疗程，治疗1~2个疗程。

第二节 外伤科疾病

一、乳癖（乳腺增生病）（嘻缶）[Cijfoeg]

乳癖是妇女乳房常见的慢性肿块，是乳房结构不良、乳腺疾病的早期病变。临床以乳房疼痛、肿块为主要特点。乳癖是因乳腺上皮和纤维组织增生引起，常与月经周期及情绪变化有关。好发于青、中年妇女，常有月经前期乳房痛症病史，疼痛及局部触痛为周期性，每因喜怒等情绪变化而消长，常在月经前期加重，月经后缓解或消失；也有在整个月经周期持续性疼痛；还有部分患者无症状，仅在体检时或无意中发现肿块而就医。病变多为单侧，累及双侧者较少，扪诊可触到坚韧的圆形肿块，大小不等，活动度好，但多数边缘不清楚，仅触及扁平、颗粒样，密度增加的区域经后也不消失。病变好发于乳腺外上部。

西医学中的乳腺小叶增生、乳房囊性增生、乳房纤维瘤等疾病，可参考本病诊治。

【病因病机】

壮医认为，本病是由于肝气郁结，气机阻滞，蕴结于乳房；或气郁日久化热，灼津为痰，痰凝血瘀；或冲任失调，气滞血瘀，"三道两路"不通，三气不能同步，郁结于乳房而发病。

【诊断】

（1）以单侧乳房或双侧乳房发生单个或多个大小不等的肿块，胀痛或压痛，肿块表面光滑，边界清楚，推之可动，增长缓慢，质地坚韧或呈囊性为主要表现。

（2）乳房可有胀痛或刺痛，每随喜怒而消长，月经前加重，月经后缓解。

【治疗】

（1）治疗原则：通道养路，调气散结。

（2）选穴：右侧内三杆（DNSg）、左侧前上桩（DQsz）、足背一环7穴（DZBh1-7）、足背一环8穴（DZBh1-8）、足背二环5穴（DZBh2-5）、足背中穴（DZBz）；乳房局部以灶为腧取 1~2 穴。

（3）操作方法：取 1 寸、2 寸、3 寸毫针，用"8"字环针法针刺。先针右侧内三杆（DNSg），直刺入 2~2.5 寸，针左侧前上桩（DQsz）；接着针右侧足背一环 7 穴（DZBh1-7）、足背一环 8 穴（DZBh1-8）、足背二环 5 穴（DZBh2-5）、足背中穴（DZBz），直刺入 0.5~0.8 寸；再针左侧足背一环 7 穴（DZBh1-7）、足背一环 8 穴（DZBh1-8）、足背二环 5 穴（DZBh2-5）、足背中穴（DZBz），直刺入 0.5~0.8 寸；最后针乳房局部，以灶为腧取 1~2 穴，顺着增生结块往外直刺入 0.2~0.5 寸（依肿块大小而定）。留针 30 分钟。

每周治疗 2~3 次，4 周为 1 个疗程，治疗 1~3 个疗程。

（4）调摄与养护：嘱咐患者每天早晚轻揉患侧乳房各 1 次，每次 10 分钟左右；注意调畅情志。

二、乳痈（呗嘻）[Baezcij]

乳痈以乳房红肿疼痛为主要特征，好发于 3~4 周内的初产妇，乳头破裂或乳汁瘀滞者更易发生。

西医学中的急性乳腺炎可参照本病诊治。

【病因病机】

壮医认为，乳痈的发生多因为恣食厚味，胃中积热；或忧思恼怒，肝气郁结；或乳头破裂，外邪火毒侵入，致使乳房脉络阻塞，排乳不畅；或湿热火毒内蕴，乳房龙路、火路不通，郁热火毒与积乳互凝结肿成痈而致。

【诊断】

（1）以乳房部有结块、肿胀疼痛，伴有全身发热，溃后脓出稠厚为主要症状。

（2）多发于产后尚未满月的哺乳妇女，尤以乳头破裂或乳汁瘀滞者多见。

【治疗】

（1）治疗原则：调气解毒，清胃热，通两路。

（2）选穴：依据"天圆地方"的原则，选取手背二环 4 穴（TSBh2-4，双侧）、鹰嘴环 12 穴（TYZh-12，双侧）、足背一环 7 穴（DZBh1-7，双侧）、足背一环 8 穴（DZBh1-8，双侧）、足背二环 6 穴（DZBh2-6，双侧）、土坡穴（DTp，双侧）。

（3）操作方法：取 1 寸毫针，用 "8" 字环针法针刺。先针左侧手背二环 4 穴（TSBh2-4）、右侧足背一环 7 穴（DZBh1-7）和足背一环 8 穴（DZBh1-8）、左侧足背一环 7 穴（DZBh1-7）和足背一环 8 穴（DZBh1-8）、右侧手背二环 4 穴（TSBh2-4），直刺入 0.5~0.8 寸；然后针左侧鹰嘴环 12 穴（TYZh-12）、右侧足背二环 6 穴（DZBh2-6）、左侧足背二环 6 穴（DZBh2-6）、右侧鹰嘴环 12 穴（TYZh-12），直刺入 0.5~0.8 寸；最后针左、右侧土坡穴（DTp），直刺入 0.5~0.8 寸，以泄热。留针 30 分钟。

治疗前或治疗后可用湿热毛巾外敷整个乳房，以缓解乳房胀痛，热敷后待乳头变软，可吸出一些乳汁，以加快胀痛缓解。

每天治疗 1 次，中病则止。

（4）调摄与养护：及早治疗，注意饮食搭配及哺乳卫生。

三、胁痛（日胴尹）[Rikdungx in]

胁痛是以一侧或两侧胁肋部疼痛为主要症状，由于邪毒入侵或情志失调，或气虚体弱，致使 "气道" 不畅，胁部龙路或火路阻滞不通而产生胁部疼痛的一种疾病。可表现为胁肋胀痛、灼痛、绞痛、钝痛或隐痛。

西医学中的胁间神经痛、肺炎、急性胆囊炎、慢性胆囊炎、急性肝炎、慢性肝炎、胆管、胆囊结石等引起胁痛者，可参考本病诊治。

【病因病机】

胁痛多由情志不舒、素体虚弱、邪毒入侵、饮食不节等引起龙路或火路阻滞不通而引起。

（1）情志失调、悲哀恼怒、情志不舒致使气机郁滞、血行不畅，胁部龙路或火路阻滞不通而发病。

（2）素体虚弱、禀赋不足或劳欲过度、肾精亏损、精不化血，致使脏腑功能失调，胁部龙路或火路阻滞不通而发病。

（3）风、寒、湿、热等邪毒入侵，停滞于胁肋之间，引起胁肋龙路网络的龙脉运行受阻，龙脉瘀血阻滞，使人体内天、地、人三气不能同步而引起疼痛。

（4）饮食不节、嗜食肥甘食物，积湿生热，阻塞胆腑气机，血行不畅，胁部龙路或火路阻滞不通而发病。

【诊断】

（1）以一侧或两侧胁肋部疼痛为主要症状。

（2）疼痛性质或胀痛或刺痛、隐痛、灼痛、钝痛，疼痛可阵发或持续发作。

（3）可伴有情绪不宁、烦躁不安、胸胁满闷等症状。

（4）有反复发作病史。

【治疗】

（1）治疗原则：调气通路，止疼痛。

（2）选穴：依照"天圆地方"的取穴原则，选取手背二环2穴（TSBh2-2，双侧）、手背二环4穴（TSBh2-4，双侧）、前三杆（DQSg，双侧）、足背一环7穴（DZBh1-7，双侧）、足背一环8穴（DZBh1-8，双侧）。

（3）操作方法：取1寸、3寸毫针，用"8"字环针法针刺。先针天部穴位，用1寸毫针针左侧手背二环2穴（TSBh2-2）、手背二环4穴（TSBh2-4），直刺入0.5~0.8寸；然后针地部穴位，用3寸毫针针右侧前三杆（DQSg），直刺入2~2.5寸，用1寸毫针针左侧足背一环7穴（DZBh1-7）和足背一环8穴（DZBh1-8）、右侧足背一环7穴（DZBh1-7）和足背一环8穴（DZBh1-8），直刺入0.5~0.8寸，用3寸毫针针左侧前三杆（DQSg），直刺入2~2.5寸；最后针人部穴位，用1寸毫针针手背二环2穴（TSBh2-2）、手背二环4穴（TSBh2-4），直刺入0.5~0.8寸。留针30分钟。

每周治疗2~3次，2周为1个疗程。

（4）调摄与养护：嘱咐患者平素保持良好的心态，避免急躁易怒等不良情绪；清淡饮食，忌肥甘厚腻食物。

四、腰痛（核尹）[Hwet in]

腰痛是由于龙路或火路阻滞不通而引起的，以腰部的一侧或两侧疼痛为主症的一种疾病。

西医学中的腰肌劳损、腰椎骨质增生、腰椎间盘突出、肥大性脊柱炎、腰骶关节错位或紊乱、强直性脊柱炎等以腰部疼痛为主的病症，可参考本病诊治。

【病因病机】

本病的发生是由体虚、跌扑外伤、外感邪毒等引起的。

（1）体虚气弱，气行不畅，腰部的龙路或火路阻滞，乃发腰痛。

（2）跌打损伤腰部，腰部的龙路或火路阻滞，瘀血滞于腰部而致腰痛。

（3）外邪侵入腰部，局部龙路、火路阻滞，发为腰痛。

【诊断】

（1）以腰部一侧或两侧疼痛为主要表现，疼痛可呈刺痛、绞痛或隐痛，疼痛或阵发或持续发作。

（2）腰椎可伴有局部压痛。劳累加重，休息后缓解。

（3）一年四季皆可发病，寒冷、炎热、潮湿或气候骤变时可诱发。

（4）有感受寒湿、强力负重、跌扑闪挫及房劳等病史。

【治疗】

（1）治疗原则：调气止痛，通道养路。

（2）选穴：依照"天圆地方"的取穴原则，选取手背二环2穴（TSBh2-2，双侧）、手背二环4穴（TSBh2-4，双侧）、手背一环10穴（TSBh1-10，双侧）、地内三桩（DNSz，双侧）、口环4穴（TKh-4）、口环8穴（TKh-8）、足背一环7穴（DZBh1-7，双侧）、足背一环8穴（DZBh1-8，双侧）、腿弯穴（DTw，双侧）。

（3）操作方法：取1寸、2寸、3寸毫针，用"8"字环针法针刺。先针左侧手背一环10穴（TSBh1-10）、手背二环2穴（TSBh2-2）、手背二环4穴（TSBh2-4），直刺入0.5~0.8寸，嘱患者轻轻转动腰部，慢慢转动1~2分钟，然后取2寸或3寸毫针（视个体差异而定）针右侧地内三桩（DNSz），直刺入1.5~2.5寸，嘱患者轻轻转动、扭动腰部，慢慢转动1~2分钟；针左侧地内三桩（DNSz），直刺入1.5~2.5寸，嘱患者轻轻转动（或扭动）腰部1~2分钟；再针右侧手背一环10穴（TSBh1-10）、手背二环2穴（TSBh2-2）、手背二环4穴（TSBh2-4），直刺入0.5~0.8寸，针口环4穴（TKh-4）、口环8穴（TKh-8），直刺入0.2~0.3寸；最后针左、右侧足背一环 7 穴（DZBh1-7）、足背一环 8 穴（DZBh1-8），直刺入 0.5~0.8 寸。留针 30 分钟。患者如果是急性腰扭伤或腰痛严重的，针刺后可在腿弯穴（DTw，双侧）上点刺，使出血；也可以在点刺后加拔罐治疗。

每周治疗 2~3 次，2 周为 1 个疗程，治疗 1~3 个疗程。

（4）调摄与养护：勿强力举起或搬运重物，尽量避免跌、仆、闪、挫，以免再次损伤；从事久立、久坐、久行等职业的患者应注意休息，坚持进行适宜的保健体操，以利于恢复腰部健康；注意摄生，节制房事，避免身心过劳。急性腰痛者要积极治疗，防止转为慢性。

五、落枕（笃绥）[Doekswiz]

落枕是指急性单纯性颈项强痛，活动受限的一种病症，又称失枕或颈部伤筋。本病多见于成年人，是临床常见多发病。

西医学中的颈肌劳损、颈部扭挫伤、颈椎退行性变等疾病引起的颈项强痛、功能障碍等，可参考本病诊治。

【病因病机】

多因体质虚弱、劳累过度或睡眠时头颈部位置不当，或枕头高低不适或太硬，或因颈部负重扭转，使颈部肌肉（如胸锁突肌、斜方肌、肩胛提肌等）过长时间维持在过度伸展位或紧张状态，引起颈部肌肉静力性损伤或痉挛；或因患者事先无准备，颈部突然扭转，致使颈部肌肉扭伤，或因起居不当、严冬受寒、夏日贪凉、受寒湿邪侵袭，使肌肉气血凝滞、经脉痹阻；或风寒毒邪侵袭项背，局部脉络受损，经气不调，"两路"不通，三气不能同步所致。

【诊断】

（1）以早晨起床后，突然一侧颈项强直，头向患侧倾斜，一侧项背有牵拉痛，活动受限，不能俯、仰、转侧为主要表现。

（2）可兼见颈部肌肉痉挛、强直、酸胀疼痛，并可向同侧肩背部及上臂扩散，局部有压痛明显，或兼有头痛、怕冷等症状。

【治疗】

（1）治疗原则：调气止痛，通道养路。

（2）选穴：依照"天圆地方"的取穴原则，选取手背一环9穴（TSBh1-9，双侧）、手背一环10穴（TSBh1-10，双侧）、手背二环2穴（TSBh2-4，双侧）、手背二环4穴（TSBh2-4，双侧）、地桩（DDz，双侧）、后下桩（DHxz，双侧）。

（3）操作方法：取1寸毫针，用"8"字环针法针刺。一侧病变取对侧穴，双侧受累者取双侧穴。先针手背二环2穴（TSBh2-4）、手背二环4穴（TSBh2-4）、手背一环9穴（TSBh1-9）、手背一环10穴（TSBh1-10），直刺入0.5~0.8寸；然后嘱患者活动颈肩部，尤以活动受限处为主，幅度由小渐大；再针地桩（DDz）、后下桩（DHxz），直刺入0.5~0.8寸。留针30分钟。

隔天治疗1次，治疗2~5次。

（4）调摄与养护：注意保持正确的睡眠姿势，枕头高低适中；应及早治疗，发病当天治疗效果最佳。

六、颈椎病（活邀尹）[Hoziu in]

颈椎病又称颈椎综合征，是指颈椎退行性改变后引起的一组复杂的症候群，是中老年人的常见病、多发病。

【病因病机】

本病多因风寒、外伤、劳损（落枕、长期姿势不良）等因素导致颈椎退行性改变、增生、压迫或刺激神经根、脊髓、椎动脉或颈部交感神经等而出现的一组复杂的症候群。壮医认为，本病多因机体正气虚损、外感风寒湿邪、筋骨劳倦、气血凝滞所致。

【诊断】

临床发病缓慢，轻重不一。临床上多为混合症状。

（1）以患者感觉颈肩部疼痛不适、颈项强直为主要表现。

（2）若神经根受压迫，则出现颈肩部、颈枕部疼痛；第五颈椎以下受压迫时可出现颈僵、活动受限以及一侧或两侧颈、肩、臂放射痛，常伴有手指麻木，肢冷，上肢发沉无力，手中所持的器物常不自主地坠落等症状。

（3）若椎动脉受刺激和压迫，常出现头晕、头痛、头昏、耳鸣等症状，多在头部转动时诱发并加重。

（4）若增生的颈椎压迫脊髓，则出现四肢麻木、酸软无力、颈部发颤、肩臂发抖，严重者活动不便。

（5）压迫交感神经干可出现头沉头晕、偏头痛、心慌、胸闷、肢冷、皮肤发凉，个别病人可有听觉、视觉异常。

【治疗】

（1）治疗原则：调气止痛，通道养路。

（2）选穴：依照"天圆地方"的取穴原则，选取手背一环9穴（TSBh1-9，双侧）、手背一环10穴（TSBh1-10，双侧）、手背二环2穴（TSBh2-2，双侧）、手背二环4穴（TSBh2-4，双侧）、地桩（DDz，双侧）、后下桩（DHxz，双侧）。

（3）操作方法：取1寸毫针，用"8"字环针法针刺。一侧病变取对侧穴，双侧受累者取双侧穴。先针手背二环2穴（TSBh2-2）、手背二环4穴（TSBh2-4）、手背一环9穴（TSBh1-9）、手背一环10穴（TSBh1-10），直刺入0.5~0.8寸；然后嘱患者活动颈肩部，尤以活动受限处为主，幅度由小渐大；再针地桩（DDz）、后下桩（DHxz），直刺入0.5~0.8寸。留针30分钟。

每周治疗2~3次，2周为1个疗程，治疗1~3个疗程。

（4）调摄与养护：嘱咐患者避免较长时间伏案工作，工作1小时左右要活动颈肩部，保健颈部。

七、肩周炎（旁巴尹）[Bangzmbaq in]

肩周炎是指肩部酸重疼痛及肩关节活动受限、强直的临床综合征，是肩关节周围软组织退行性炎性病变。以50岁左右患者为多见，故又称五十肩。本病的发生与慢性劳损有关，患者亦可有外伤史，属于痹证范畴，又有漏肩风、冻结肩、肩痹、肩凝等名称。

【病因病机】

本病起因多为肩部受凉、过度劳累、慢性劳损或习惯性偏侧卧导致肩部气滞血瘀，不通则痛而致。

【诊断】

（1）以肩部疼痛、功能活动受限为主要表现。

（2）部分患者肩关节功能活动受限，梳头、穿衣服等动作均难以完成，严重者屈肘时手不能摸肩。日久可发生肌肉萎缩，出现肩峰突起、上臂上举不便、后伸不利等症状。

【治疗】

（1）治疗原则：调气止痛，通道养路，解毒化瘀。

（2）选穴：依照"天圆地方"的取穴原则，选取手背一环10穴（TSBh1-10，双侧）、手背二环2穴（TSBh2-2，双侧）、手背二环4穴（TSBh2-4，双侧）、地内三桩（DNSz，双侧）、足背一环7穴（DZBh1-7，双侧）、足背一环8穴（DZBh1-8，双侧）、患侧肩中穴（TJz）。

（3）操作方法：取1寸、2寸、3寸毫针，用"8"字环针法针刺。一侧病变取对侧穴，双侧受累者取双侧穴。先针左侧手背一环10穴（TSBh1-10）、手背二环2穴（TSBh2-2）、手背二环4穴（TSBh2-4），直刺入0.5~0.8寸，嘱患者轻轻活动肩部1~2分钟，接着取2寸或3寸毫针（视个体差异而定）针左、右侧地内三桩（DNSz），直刺入1.5~2.5寸，嘱患者轻轻活动肩部1~2分钟，针左侧地内三桩（DNSz），直刺入1.5~2.5寸，嘱患者轻轻活动肩部1~2分钟；再针右侧手背一环10穴（TSBh1-10）、手背二环2穴（TSBh2-2）、手背二环4穴（TSBh2-4），直刺入0.5~0.8寸；最后针患侧肩中穴（TJz），直刺入1.5~2寸，针左、右侧足背一环7穴（DZBh1-7）、足背一环8穴（DZBh1-8），直刺入0.5~0.8寸。留针30分钟。

每周治疗2~3次，2周为1个疗程，治疗2~3个疗程。

（4）调摄与养护：嘱咐患者坚持功能锻炼，可做"爬墙"动作，并注意保暖患肩，避免受凉。

八、脚扭伤（扭相）[Niujsieng]

脚扭伤即踝关节扭伤，是指踝关节韧带损伤或断裂的一种病症。为壮医伤科常见病、多发病，可发生于任何年龄。多在行走、跑步、跳跃或下楼梯时不慎而发病；或在下坡时，踝跖屈位，突然向外或向内翻，外侧或内侧副韧带受到强大的张力作用，致使踝关节的稳定性失去平衡与协调而发生踝关节扭伤。临床常以外踝损伤最为常见。临床常见症状为足踝部明显肿胀疼痛，不能着地，伤处有明显的压痛、局部皮下瘀血。如外踝韧带扭伤，则足内翻时疼痛明显；内踝韧带扭伤，则足外翻时疼痛明显。如果是韧带撕裂，则可有内、外翻畸形、血肿。

【病因病机】

本病的发生多由于剧烈运动或持重过度，或受到外力暴力撞击、强有力扭转、牵拉压迫或因不慎跌倒闪挫而导致"三道"受损、"两路"受阻、气血运行失调、脉络绌急、龙路不畅、受损部位失养、火路不通而发病。

【诊断】

（1）以损伤部位肿胀、疼痛，活动时疼痛，局部有压痛，关节部位甚至有活动障碍为主要表现。

（2）有明显的外伤史。

（3）排除骨折、脱臼、皮肤破损等。

【治疗】

（1）治疗原则：调气止痛，通"两路"。

（2）选穴：手心三环穴9穴（TSXh3-9，双侧）、天宫穴（TTg）、足背一环7穴（DZBh1-7，双侧）、腿弯穴（DTw，双侧）。

（3）操作方法：如果急性踝关节扭伤或肿胀严重，可先用三棱针（或一次性注射器针头）在左、右侧腿弯穴（DTw）上点刺，使出血（也可以在点刺后加拔罐治疗），然后行针刺。取1.5寸或2寸毫针，用重手法先针患处对侧的手心三环9穴（TSXh3-9），针尖往患处足踝方向斜刺入1~1.5寸，嘱患者轻轻转动受伤的脚踝3~5分钟；再取1寸毫针，用"8"字环针法针足背一环7穴（DZBh1-7）；最后针天宫穴（TTg），用1寸毫针斜刺（往患处足踝方向）入0.5寸。留针30分钟。

一般情况下针刺1次即可治愈，严重时每天针刺1次，连续3天。

（4）调摄与养护：如果红肿比较严重，也可以配合使用活血消肿的中药外敷，壮族民间常用赤小豆捣碎外敷患处以消肿。

【其他针法】

（1）刺血疗法。

①选穴：患处足踝部取局梅穴。

②操作方法：患处足踝部取局梅穴消毒后，用三棱针或一次性注射针头（可用 7 号针头）刺入，每穴放血 2~5 滴。如果放血时自然出血不明显，可加拔火罐，将毒血拔出来。

③方法：隔天治疗 1 次，一般 1~2 次即可痊愈。

（2）壮医针挑疗法。

①部位选择：患部反应穴。

②操作手法：慢挑、深挑，挑净皮下纤维至有血出，再于挑口处加拔火罐吸出黑色瘀血。

③方法：每 2~3 天针挑和拔罐 1 次，至痊愈则止。

第三节　妇科、儿科疾病

一、月经不调（约京乱）[Yezgingh bing]

月经不调是指月经周期、经量、经色等发生改变，并伴有其他症状。常见的有月经先期、月经后期、月经先后无定期等。

月经先期是指月经周期提前 7 天以上，甚至十多天一行。如仅提前三五天，且无其他明显症状，属正常范围。

月经后期是指月经周期延后 7 天以上，甚至四五十天一行。若仅延后三五天，且无其他不适者，不作病论。

月经先后无定期是指时或提前时或延后达 7 天以上。

西医学中的功能失调性子宫出血、生殖器炎症引起阴道异常出血等，可参考本病诊治。

【病因病机】

1. 月经先期

壮医认为月经先期的主要病因为"嘘"（气）虚不摄。

（1）"咪隆"（脾）虚：体虚"嘘"（气）不足，或劳倦过度，伤精耗气，使龙路、火路不通，"咪花肠"（子宫）功能失调，气血不固，则经水运行异常，致月经提前。"咪腰"（肾）虚：年少肾不盛，或绝经前肾气渐衰，或多产、房劳，或久病，伤精耗气；肾虚，使龙路、火路不通，子宫功能失调，不能约制经血，遂致月经提前而至。

（2）"勒"（血）热妄行，其中阳盛"勒"热：过食辛辣、煎炒食物，热毒内郁；或感受热邪，热伤龙路、火路，子宫功能失调，迫血下行，以致月经提前。

（3）阴虚"勒"（血热）：素体阴虚，或失血伤阴，或久病阴亏，或多产、房劳耗伤精血，以致阴液亏损，虚热内生，热伏龙路、火路，"咪花肠"（子宫）功能失调，血热下行，则月经提前而下。

（4）"咪叠"（肝）郁（血）热或肝气郁结：气机不通，郁久化热，使龙路、火路异常，子宫功能失调，迫血下行，则经水运行异常，月经提前而下。

2. 月经后期

壮医认为月经后期的病因主要有肾虚、血虚，或虚寒、气阻。

（1）"咪腰"（肾）虚：先天肾气不足，或房劳多产，伤精耗气，损伤肾气，肾虚，精亏血少，使龙路、火路不通，子宫功能失调，气血不能按时蓄溢于子肠，遂致月经延后。

（2）"嘘"（气）虚：体虚、气血不足，或久病失血，或产育过多，耗伤阴血，或劳倦过度，脾气虚弱，化源不足，均可致气虚，使龙路、火路失养，子宫功能失调，遂使月经周期延后。

（3）虚寒：素体阳虚，或久病伤阳，阳虚内寒，内脏失于温养，气血虚少，使龙路、火路不通，子宫功能失调，遂致经行延后。

（4）"嘘"（气）阻：素多忧郁，七情所伤，气机不通，气机不宣，血为气阻，运行不通，使龙路、火路不通，子宫功能失调，则经水运行异常，遂致月经延后。

3. 月经先后不定期

壮医认为其主要病机在于气血失调而导致血海蓄溢失常。

（1）"咪叠"（肝）气郁：性情抑郁或愤怒伤肝，七情所伤致气机不通，使龙路、火路不通，子宫功能失调，则经水异常，遂致月经先后不定期。

（2）"咪腰"（肾）虚：素体肾气不足或多产房劳、大病久病伤肾，或少年肾未充，或绝经之年肾气渐衰，肾亏损，藏泄失司，子宫功能失调，以致月经先后无定期。

（3）"咪隆"（脾）虚：素体脾虚，饮食失节，或思虑过度，损伤脾气，脾虚统摄无权，气血生化不足，子宫功能失调，血海蓄溢失常，以致经行先后无定期；血海过期不满，则月经延后，若统摄失职，血溢妄行，则血海不及期而满，又可导致月经超前。

【诊断】

1. 月经先期

（1）连续 2 个月经周期月经提前 7 天以上来潮。

（2）可伴心烦、倦怠乏力、面红口干、面色苍白等。

2. 月经后期

（1）连续 2 个月经周期月经延后 7 天以上来潮。

（2）可伴头昏眼花、面色苍白、小腹隐痛等。

3. 月经先后不定期

（1）连续 2 个月经周期月经或提前或延后 7 天以上来潮。

（2）可伴情绪抑郁、腰膝酸软、胸胁胀痛等。

【治疗】

（1）治疗原则：调气补虚，均衡气血。

（2）选穴。

①壮医针刺治疗月经不调时，以辨病为主，依据"天圆地方"的配穴原则，选取手背二环 4 穴（TSBh2-4，双侧）、腹三环 6 穴（RFh3-6）、腹四环 6 穴（RFh4-6）、咪肠穴（TMc，单侧）、花肠穴（THc，单侧）、内三桩（DNSz，双侧）。

②结合辨证相结合。

月经先期：选取手背二环 3 穴（TSBh2-3，双侧）、鹰嘴环 12 穴（TYZh-12，双侧）。

月经先后无定期：选取手背二环 3 穴（TSBh2-3，双侧）、足背一环 7 穴（DZBh1-7，双侧）。

（3）操作方法：取 0.5 寸、1 寸、2.5 寸毫针，用"8"字针法针刺。先针左侧手背二环 4 穴（TSBh2-4），直刺入 0.5~0.8 寸；接着针右侧内三桩（DNSz）、左侧内三桩（DNSz），直刺入 1.5~2 寸，针右侧手背二环 4

穴（TSBh2-4），直刺入 0.5~0.8 寸；再用 0.5 寸毫针针左（或右）侧咪肠穴（TMc）、右（或左）侧花肠穴（THc），直刺入 0.2~0.3 寸；最后针腹三环 6 穴（RFh3-6）、腹四环 6 穴（RFh4-6），直刺入 0.5~0.8 寸。留针 30~45 分钟。腹环穴可加用艾灸或温疗法。

每周治疗 2~3 次，1 个月为 1 个疗程，治疗 3~5 个疗程。

（4）调摄与养护：嘱咐患者平时注意保暖，忌食生冷寒凉食物，经期间避免重体力劳动与剧烈运动；每晚睡前用艾灸盒艾灸脐周 30 分钟。

二、痛经（经尹）[Gingin]

妇女正值经期或行经前后出现周期性小腹疼痛，或痛引腰骶，甚至剧痛昏厥者，称为痛经，也称经行腹痛。本病以青年女性较为多见。

【病因病机】

本病的发生与子宫、子肠的周期性生理变化密切相关。痛经病位在子宫，以不通则痛或失养则痛为主要病机。

邪气内伏或内脏功能失调，加上经期前后气血的生理变化急骤，导致气血运行不畅，龙路受阻，不通则痛；或精血素亏，子宫、子肠失于濡养，失养则痛，故使痛经发作。痛经之所以伴随月经周期而发作，与经期及来经期前后的特殊生理状态有关。在经期或经期前后，由于血海由满盈、溢泻转空虚，气血变化急骤，若病因未除，素体状况未获改善，原致病因素此时再乘机而作，使痛经再次出现。

【诊断】

本病以青年女性较为多见。

（1）腹痛多发生在经潮前 1~2 天，行经第一天达高峰，可呈阵发性痉挛或胀痛伴下坠感，严重者可放射到腰骶部、肛门、阴道、股内侧，甚至面色苍白、冷汗淋漓、手足厥冷甚至昏厥、虚脱等。也有少数于经血将净或经净后 1~2 天始腹痛或腰腹痛。

（2）有痛经史，或有经量异常、盆腔炎等病史。

【治疗】

（1）治疗原则：调气补虚，通道养路，调经止痛。

（2）选穴：咪肠穴（TMc，单侧）、足背中穴（DZBz，单侧）、腹三环6穴（RFh3-6）、腹四环6穴（RFh4-6）、内三桩（DNSz，双侧）。

（3）操作方法：取1寸毫针，用"8"字环针法针刺。先针左（或右）侧咪肠穴（TMc），直刺入0.2~0.3寸；接着针足背中穴（DZBz）（右侧或左侧及拇尺穴对侧）、腹三环6穴（RFh3-6），直刺入0.5~0.8寸；再针左侧内三桩（DNSz）、右侧内三桩（DNSz），直刺入1.5~2寸；最后针腹四环6穴（RFh4-6），直刺入0.5~0.8寸。留针30~45分钟。腹环穴可加用艾灸或温疗法。

每周治疗2~3次，4周为1个疗程，治疗3~5个疗程。

（4）调摄与养护：嘱咐患者平时注意保暖，忌食生冷寒凉食物；经期间避免重体力劳动与剧烈运动；每晚睡前可用艾灸盒艾灸脐周30分钟。

三、阴痒（歇啥）[Cedhumz]

阴痒是妇女阴部，有时波及肛门及肛门后部甚至大腿内侧的瘙痒，是妇科疾病中较常见的扰人难忍的症状。

西医学中的外阴瘙痒症、外阴炎和阴道炎，可参考本病诊治。

【病因病机】

阴痒的病因多为湿热下注，蕴热生虫或久居阴湿之地，或外阴失于清洁均可致虫扰阴部导致阴痒；肝肾阴虚，不能濡养阴部，阴虚化燥也可致阴痒。

【诊断】

（1）主要表现为阴蒂及小阴唇区域，严重者大阴唇、整个阴道口、会阴部瘙痒，有时波及肛门及肛门后部甚至大腿内侧。

（2）有不良卫生习惯，带下量多，长期刺激外阴部，或有外阴炎、阴道炎病史。

（3）阴道分泌物检查有利于诊断。

【治疗】

（1）治疗原则：祛湿毒，养路补虚。

（2）选穴：咪肠穴（TMc，单侧）、膝二环11穴（DXh2-11，双侧）、肩环（TJh-2，双侧）、肩环 3 穴（TJh-3，双侧）、足背一环 7 穴（DZBh1-7，双侧）、足背一环 8 穴（DZBh1-8，双侧）、内三杆（DNSg，双侧）。

（3）操作方法：取 0.5 寸、1 寸、2 寸、3 寸毫针，用"8"字环针法针刺。先针左侧咪肠穴（TMc），直刺入 0.2~0.3 寸；然后针右、左侧膝二环 11 穴（DXh2-11），直刺入 1~1.5 寸，针左侧肩环 2 穴（TJh-2）、肩环 3 穴（TJh-3），直刺入 0.3~0.5 寸；再针右侧足背一环 7 穴（DZBh1-7）和足背一环 8 穴（DZBh1-8）、左侧足背一环 7 穴（DZBh1-7）和足背一环 8 穴（DZBh1-8），直刺入 0.5~0.8 寸，针右、左侧肩环 2 穴（TJh-2）、肩环 3 穴（TJh-3），直刺入 0.3~0.5 寸；最后针左、右侧内三杆（DNSg），直刺入 1.8~2.5 寸。留针 30 分钟。

每周治疗 2~3 次，4 周为 1 个疗程，治疗 1~3 个疗程。

（4）调摄与养护：嘱咐患者注意阴部卫生，忌食煎炸、辛辣、油腻及鱼腥味重的食物。

四、不孕症（卟很裆）[Mbouj hwnjndang]

女子结婚后夫妇同居 2 年以上，配偶生殖功能正常，未避孕而不受孕者，称原发性不孕。如曾生育或流产后，无避孕而又 2 年以上不再受孕者，称继发性不孕。不孕症是全世界关注的人类自身生殖健康问题。阻碍受孕的因素有男方、女方或男女双方，根据统计，女方因素占 60%，男方因素占 30%，男女方因素占 10%，总发病率为 10%~15%。西方医学认为，受孕是个复杂又协调的生理过程，必须具备以下条件：卵巢排出正常的卵子；男子精液正常，有正常的性生活；子宫内膜已充分成熟，适合于受精卵的着床。这些环节中任何一个异常均可导致不孕症。

【病因病机】

壮医认为，本病的发生主要是与"咪腰"（肾）、"咪叠"（肝）功能失调或者瘀血、痰阻有关，其病机主要是因为先天肾气不足或房事不节、久病大病、反复流产损伤肾气、肾阴、肾阳或高龄肾气渐衰导致冲任血海空虚不能摄精成孕；肝气郁结，气机不畅，或瘀血、痰阻等导致"三道两路"不通，冲任、胞宫、胞脉阻滞不通而致不孕。

【诊断】

（1）以女子结婚后夫妇同居 2 年以上，配偶生殖功能正常，未避孕而不受孕为主要表现。

（2）临床可伴情志抑郁、体胖、神疲乏力、小腹疼痛、腰膝酸软、畏寒肢冷等。

（3）注意进行体格检查，注意第二性征的发育、内外生殖器的发育有无畸形、炎症、包块及溢乳等。

【治疗】

（1）治疗原则：调气补虚，通道养路。

（2）选穴：腹三环 6 穴（RFh3-6）、腹四环 3 穴（RFh4-3）、腹四环 6 穴（RFh4-6）、腹四环 9 穴（RFh4-9）、内三桩（DNSz，双侧）、咪肠穴（TMc）、花肠穴（THc）。

（3）操作方法：取 1 寸、2.5 寸毫针，用 "8" 字环针法针刺。先针咪肠穴（TMc）、花肠穴（THc），直刺入 0.2~0.5 寸；接着针腹四环 3 穴（RFh4-3）、腹四环 6 穴（RFh4-6）、腹四环 9 穴（RFh4-9）、腹三环 6 穴（RFh3-6），直刺入 0.5~0.8 寸；再针左、右侧内三桩（DNSz），直刺入 1.5~2 寸。留针 30~45 分钟。腹环穴可加用艾灸或温疗法。

每周治疗 2~3 次，3 个月为 1 个疗程，治疗 2~3 个疗程。

（4）调摄与养护：针后教会患者每天早、晚按揉小腹各 1 次，每次 10~15 分钟；嘱咐患者每晚睡前用艾灸盒艾灸脐周 30 分钟。

五、症瘕（培嘻病）[Swjgungh gihliuz]

症瘕是女性生殖器最常见的一种良性肿瘤。多无症状，少数表现为阴道出血、腹部触及肿物以及压迫症状等。症瘕相当于中医症瘕。

西医学中的子宫肌瘤、卵巢肿瘤、盆腔炎性包块等，均可参考本病诊治。

【病因病机】

症瘕多因各种毒邪阻滞龙路、火路，使两路功能失调，气血瘀滞，毒邪与气血相搏，蕴结于子宫等妇女生殖系统而发病。

【诊断】

（1）以 B 超检查或妇科检查发现为主要依据。

（2）可以无全身症，或伴月经周期缩短、经量增多、经期延长、不规则阴道流血，出血量多或久，可出现贫血表现。

【治疗】

（1）治疗原则：通道养路，调气散结。

（2）选穴：花肠穴（THc）、咪肠穴（TMc）、内三杆（DNSg）、外三桩（DWSz）。

（3）操作方法：取 1 寸、2 寸、3 寸毫针，用"8"字环针法针刺。先针咪肠穴（TMc）、花肠穴（THc），直刺入 0.2~0.3 寸；再针左、右侧内三杆（DNSg）、外三桩（DWSz），直刺入 1.5~2.5 寸。留针 30~45 分钟。

每周治疗 2~3 次，2 个月为 1 个疗程，治疗 1~3 个疗程。

（4）调摄与养护：坚持治疗，月经周期后继续治疗；食疗，经期第三天煮当归鸡蛋汤，连服 3 天；每晚睡前可用艾灸盒艾灸脐周 30 分钟。

六、更年期综合征（病更年期）[Binghgwnghnenzgiz]

更年期综合征是指妇女以绝经或月经紊乱、情绪不稳定、潮热汗出、失眠、心悸、头晕等为特征，多发于 45~55 岁的妇女，由于卵巢功能的退行性改变，月经逐渐停止来潮进入绝经期所出现的一系列内分泌失调和自主神经功能紊乱导致的功能性疾病。

【病因病机】

壮医认为，本病乃肾阴不足、阳失潜藏或肾阳虚衰、经脉失其濡养所致。

【诊断】

（1）主要表现为经行紊乱或绝经、面部潮红、易出汗、烦躁易怒、精神疲倦、头晕耳鸣、心悸不寐，甚至情志异常。

（2）临床可伴有尿频、尿急、食欲缺乏等，可延续 2~3 年。

（3）多发于 45~55 岁的妇女。

【治疗】

（1）治疗原则：调气补虚，通道养路。

（2）选穴：依据"天圆地方"的配穴原则，选天宫穴（TTg）、面环12穴（TMh-12）、手背二环4穴（TSBh2-4，双侧）、臂内三穴（TBNSx，单侧）、腹三环6穴（RFh3-6）、腹四环6穴（RFh4-6）、内三杆（DNSg）、内三桩（DNSz，单侧）、足背一环7穴（DZBh1-7，双侧）、足背一环8穴（DZBh1-8，双侧）。

（3）操作方法：取1寸、2.5寸、3寸毫针，用"8"字环针法针刺。先针天宫穴（TTg），向前斜刺入0.3~0.5寸；接着针左侧手背二环4穴（TSBh2-4），直刺入0.5~0.8寸，针右侧内三杆（DNSg），直刺入1.5~2.5寸，针左侧内三桩（DNSz），直刺入1.5~2寸，针右侧足背一环7穴（DZBh1-7）和足背一环8穴（DZBh1-8）、左侧足背一环7穴（DZBh1-7）和足背一环8穴（DZBh1-8），直刺入0.5~0.8寸，针腹三环6穴（RFh3-6），直刺入0.5~0.8寸；再针右侧手背二环4穴（TSBh2-4），直刺入0.5~0.8寸，针左侧臂内三穴（TBNSx），直刺入0.5~1.2寸，针腹四环6穴（RFh4-6），直刺入0.5~0.8寸；最后针面环12穴（TMh-12），向下斜刺入0.5~0.8寸。留针30~45分钟。

每周治疗2~3次，4周为1个疗程，治疗3~5个疗程。

（4）调摄与养护：嘱咐患者注意调养，培养自己的爱好，保持心情舒畅，适当锻炼。

七、小儿发热（勒爷发得）[Lwgnyez Fatndat]

小儿发热是对小儿的体温（腋温）超过39℃而言的，引起小儿发热的原因很多，而且比较复杂，但以感受外邪所致者为多，多由于对小儿照料不周，寒温调节不当，使之着凉、感受风寒等邪毒而致。

【病因病机】

壮医认为，发热可由外感诸病及脏腑功能失调导致三气不能同步，"三道两路"不畅，热毒积于体内而发病。外感所致者多由时疫流行之机，感受疫毒之气；或因寒温失调，风寒之邪侵袭；或感受其他六淫邪气。因以上因素内伤者则由于劳倦过度、饮食失调、情志抑郁、瘀血内停、湿热滞留诸因素导致脏腑功能失调。

【诊断】

（1）以体温升高，高于正常体温为主要表现。

（2）临床表现症状轻重不一，主要为怕冷、发热、周身不适、食欲缺乏、咳嗽、鼻塞、流涕、打喷嚏等。可伴扁桃体和颈部淋巴结肿大、呕吐或腹泻等胃肠道症状等。严重的体温可达 40℃以上，患儿可出现烦躁不安或嗜睡，甚至抽风。

【治疗】

（1）治疗原则：祛毒解表，调气通道。

（2）选穴：手背二环 2 穴（TSBh2-2，双侧）、手背二环 4 穴（TSBh2-4，双侧）、臂上穴（TBs，双侧）。

（3）操作方法：取 1 寸毫针，用"8"字环针法针刺。先针左侧臂上穴（TBs）、右侧手背二环 2 穴（TSBh2-2）和手背二环 4 穴（TSBh2-4）；然后针左侧手背二环 2 穴（TSBh2-2）、手背二环 4 穴（TSBh2-4）；再针右侧臂上穴（TBs），直刺入 0.5~0.8 寸。稍停留片刻后出针，不留针。

（4）调摄与养护：嘱咐患儿家属注意为患儿保暖，及时为其擦汗及给予饮水。

八、疳积（喯疳）[Baenzgam]

疳积以精神萎靡、面黄肌瘦、毛发焦枯、肚大筋露、纳呆便溏为主要表现。疳积多由喂养不当而致，是影响小儿生长发育的慢性疾病，多见于 1~5 岁的儿童。

西医学中的营养不良、缺钙、缺锌等疾病，可参考本病诊治。

【病因病机】

壮医认为本病的发生多由于饮食不节、乳食喂养不当而损伤脾胃，损及谷道；或因慢性腹泻、慢性痢疾、肠道寄生虫等病，经久不愈，损伤谷道而引起。

【诊断】

（1）以形体消瘦、体重低于正常平均值的 15%~40%、面色不华、毛发稀疏枯黄，严重者干枯羸瘦，食欲差或饮食异常、大便干稀不调或脘腹膨胀等为主症。

（2）有先天禀赋不足、喂养不当或病后失调及长期消瘦等病史。

【治疗】

（1）治疗原则：调气祛毒。

（2）选穴：手心二环11穴（TSXh2-11，双侧）、手心二环12穴（TSXh2-12，双侧）、手心二环1穴（TSXh2-1，双侧）、手心二环2穴（TSXh2-2，双侧）、前上桩（DQsz，双侧）。

（3）操作方法：选用三棱针（或一次性注射器针头）点刺，然后针左、右侧前上桩（DQsz）、直刺入0.8~1寸。不留针。

（4）调摄与养护：平时饮食宜调节有度，不挑食，均衡营养，并适当进行户外活动，增强体质。

九、小儿厌食症 [Mboujsiengjgwn]

厌食是指小儿长时间食欲缺乏，见食不贪，食量减少，甚至拒食的一种病症。各个年龄段都可发病，尤以1~6岁小儿多见。患儿一般除食欲缺乏外其他状况良好。但若长期不愈者，可日渐消瘦而成为疳积。

【病因病机】

壮医认为，本病的发生是由于喂养不当，或者他病伤及脾胃，损及谷道，导致胃失纳而致。

【诊断】

（1）以形体消瘦、食欲不佳甚至拒食、面色不华、大便干稀或干结不调，或脘腹膨胀等为主症。

（2）常伴夜寐不稳，或呕吐，或食而不化，腹部胀满，大便溏泄或便秘等兼症。

【治疗】

（1）治疗原则：调畅谷道，消排食积。

（2）选穴：手心二环11穴（TSXh2-11，双侧）、手心二环12穴（TSXh2-12，双侧）、手心二环1穴（TSXh2-1，双侧）、手心二环2穴（TSXh2-2，双侧）、前上桩（DQsz，双侧）。

（3）操作方法：选用三棱针（或一次性注射器针头）点刺，然后针左、右侧前上桩（DQsz），直刺入 0.8~1 寸。不留针。

（4）注意事项：平时饮食宜调节有度，不挑食，均衡营养。

十、小儿夜啼（勒爷降痕呐）[Lwgnyez Gyanghwnzdaej]

小儿夜啼是指小儿白天如常，入夜则啼哭不安，或每夜定时啼哭的一种病症。

【病因病机】

其病因主要是风毒入侵犯于"巧坞"（大脑），使"巧坞"（大脑）功能紊乱，造成夜啼不止。

【诊断】

（1）以小儿入夜啼哭不安，不得安睡，或每夜定时啼哭，甚至通宵达旦啼哭为主症。

（2）详细询问病史，以排除发热、吐泻、外伤等引起的啼哭原因。

【治疗】

（1）治疗原则：祛风排毒，调气安神。

（2）选穴：膝二环 12 穴（DXh2-12，双侧）、右侧内三杆（DNSg）、左侧内下桩（DNxz）。

（3）操作方法：取 1 寸毫针，用"8"字环针法针刺。先针右侧内三杆（DNSg）、左侧内下桩（DNxz），直刺入 0.8~1 寸；再针左、右侧膝二环 12 穴（DXh2-12），直刺入 0.3 寸。不留针。

（4）调摄与养护：平时注意不要惊吓患儿，合理安排患儿的睡眠时间。

十一、小儿遗尿（濑幽）[Laihyouh]

小儿遗尿又称遗溺、尿床，是小儿在睡眠状态下小便自行遗出，醒后方知的一种病症。如果是婴幼儿，由于生理上经脉未盛、气血未充、脏腑未坚、智力未全，对排尿的自控能力较差；学龄儿童也常因白天游戏过度、精神疲劳、睡前多饮等原因可偶然发生遗尿，这些都不属病态。但如果超过 3 岁特别是 5 岁以上的儿童仍不能自主控制排尿，熟睡时仍经常遗尿，轻者数夜 1 次，重者一夜数次，则为病理状态。

遗尿症多自幼得病，但也有在儿童时期发生的，可以为一时性，也有持续数月后消失，而后又再出现，有的持续数年直到性成熟时才消失，有的成人也有遗尿。遗尿若长期不愈，致使儿童遭受精神上的压力而产生自卑感，且小儿的智力、体格发育等都会受到影响。

遗尿与尿失禁的区别在于前者是在睡眠状态下发生，后者是在清醒状态下发生。

【病因病机】

壮医认为本病多为中气不足、固摄失常或下元不足、肾功能失常，不能制约膀胱所致。

【诊断】

（1）以 3~12 岁的儿童常在睡眠中遗尿，数天 1 次或每夜遗尿，甚至一夜数次为主要表现。

（2）可伴见精神不振、少气懒言、面色苍白等。

（3）患儿无排尿困难或剩余尿，且小便检查正常。

【治疗】

（1）治疗原则：补虚调气，固涩水道。

（2）选穴：天宫穴（TTg）、天一环 3 穴（TTh1-3）、天一环 9 穴（TTh1-9）、腹三环 6 穴（RFh3-6）、腹四环 6 穴（RFh4-6）。

（3）操作方法：取 1 寸毫针，用 "8" 字环针法针刺。先针天宫穴（TTg）、天一环 3 穴（TTh1-3）、天一环 9 穴（TTh1-9），斜刺入 0.5 寸；再针腹三环 6 穴（RFh3-6）、腹四环 6 穴（RFh4-6），直刺入 0.5 寸。一般不留针。

（4）调摄与养护：留针过程中嘱咐家属监护好患儿，不要随意触碰针。此外，可嘱咐患儿家属每晚睡前用艾灸盒艾灸患儿脐下 30 分钟。

第五节　皮肤科、五官科疾病

一、痤疮（叻仇）[Lwgcouz]

痤疮是一种毛囊与皮脂腺的慢性炎症性皮肤病。因其初起损害时多有粉刺，故又称粉刺。常好发于青春期青年男女。临床主要表现为颜面、胸、背等处出现粟粒样丘疹，如刺，或有囊肿、结节，有些融合成片，红肿或者有脓头，可挤出白色或黄白色碎米样粉汁，可伴有轻微瘙痒或疼痛。痤疮的病程往往较长，常此起彼伏，部分青春期后可逐渐痊愈，但有一些患者由于治疗不当或不注意卫生可发为囊肿、结节或形成瘢痕。

【病因病机】

壮医认为，痤疮的发生多由于素体阳热偏盛，肺经蕴热，复感风湿热毒之邪熏蒸面部或脾胃湿热上蒸颜面，湿热瘀痰凝滞于肌肤致"三道两路"受阻而发病。

【诊断】

（1）以颜面、胸、背等处出现粟粒样丘疹，如刺，或有囊肿、结节，有些融合成片，红肿或者有脓头，可伴有轻微瘙痒或疼痛，可挤出白色或黄白色碎米样粉汁等为主症。

（2）可伴有轻微瘙痒或疼痛，部分患处可出现色素沉着。

【治疗】

（1）治疗原则：解毒，调气，和血。

（2）选穴：眉心穴（TMx）、鼻环4穴（TBh-4）、鼻环8穴（TBh-8）、前三杆（DQSg，双侧）、内下桩（DNxz，双侧）。

（3）操作方法：取1寸、2.5寸毫针，用"8"字环针法针刺。先针鼻环4穴（TBh-4），直刺入0.2~0.3寸；接着针右侧内下桩（DNxz）、左侧内下桩（DNxz），直刺入0.5~0.8寸，针鼻环8穴（TBh-8），直刺入0.2~0.3寸；再针左侧前三杆（DQSg）、右侧前三杆（DQSg），直刺入1.5~2寸；最后针眉心穴（TMx），向下斜刺入0.5~0.8寸。留针30分钟。

每周治疗 2~3 次，4 周为 1 个疗程，治疗 1~2 个疗程。

（4）调摄与养护：严禁用手挤、抠；宜清淡饮食，少吃辛辣、油腻食物和甜食等，多吃瓜果蔬菜；保持充足的睡眠与大便通畅。

【其他针法】

采用壮医刺血疗法。

① 部位选择：耳峰穴（TEf）、耳后毛细血管。

②操作手法：点刺，放血数滴。

二、湿疹（能啥能累）[Naenghumz Naengloij]

湿疹是指皮损呈多种形态，发无定位，易湿烂渗液的瘙痒性渗出性皮肤病症，是一种常见的过敏性、炎症性皮肤病。其特点为多形性皮疹，倾向湿润，对称分布，自觉剧烈瘙痒，易反复发作。好发于面部、肘窝、腘窝、四肢屈侧及躯干等处。由于患病部位不同而有各种不同的名称，如浸淫遍体、抓浸黄水、瘙痒无度者，称为浸淫疮；以丘疹为主的称为血风疮；发于阴囊部的称为肾囊风；发生于四肢弯曲部的称为四弯风；婴幼儿发于面部的称为奶癣。本病男女老少均可发病，无明显季节性，临床特点为皮损呈多样性，奇痒难忍，局部有渗出液，患处潮红或有红斑、丘疹、水疱、糜烂、痂皮、抓痕。

西医学中的湿疹可参考本病诊治。

【病因病机】

壮医认为其病因主要为湿热毒邪蕴阻，导致"三道两路"受阻而发病；血虚风燥，化燥生风，肌肤失于濡养也可导致本病的发生。

【诊断】

湿疹分为急性湿疹和慢性湿疹。

（1）急性湿疹：红斑样皮疹、丘疹、水疱兼夹，集簇成片状，因搔抓常引起糜烂、渗出、结痂等，边缘不清，常呈对称分布。

（2）慢性湿疹：皮肤肥厚粗糙，嵴沟明显，可呈苔藓样变，颜色褐红色或褐色，表面常附有糠皮状鳞屑，伴有抓痕、结痂及色素沉着。

（3）一般全身症状及体征不明显，部分患者可有烦躁不寐、情绪紧张等表现。

【治疗】

（1）治疗原则：祛风湿热毒，调和气血止痒。

（2）选穴：前三杆（DQSg，双侧），内下桩（DNxz，双侧），臂上穴（TBs）、鹰嘴环12穴（TYZh–12，双侧），膝二环11穴（DXh2–11，双侧）；局部耳尖。

（3）操作方法：选取1寸、1.5寸、2.5寸毫针及三棱针（或一次性注射器针头）。首次治疗可先在耳尖局部点刺放血数滴，再行针刺。用"8"字环针法，先针左侧鹰嘴环12穴（TYZh–12）、臂上穴（TBs），直刺入0.8~1.2寸，针右侧膝二环11穴（DXh2–11）、左侧膝二环11穴（DXh2–11），直刺入1~1.5寸；然后针右侧臂上穴（TBs）、鹰嘴环12穴（TYZh–12），直刺入0.8~1.2寸，针左侧前三杆（DQSg），直刺入1.5~2寸；再针右侧内下桩（DNxz）、左侧内下桩（DNxz），直刺入0.8~1.2寸；最后针右侧前三杆（QSg），直刺入1.5~2寸。急性湿疹留针30分钟左右，慢性湿疹留针可延长至60分钟。

每周治疗2~3次，耳尖局部点刺放血可每周1次，4周为1个疗程，治疗2~3个疗程。

（4）调摄与养护：忌用热水烫洗或用肥皂等刺激物洗澡，并避免用力抓挠；忌食辛辣、鸡牛羊肉、鱼腥海鲜等发物，戒烟酒。

三、牛皮癣（痂怀）[Gyakvaiz]

牛皮癣好发于颈项部，故又称为摄领疮。由于患部皮肤状如牛颈脖的皮，厚而且粗糙，故壮族民间称之为牛皮癣。

牛皮癣的皮损初起为有聚集倾向的扁平丘疹，干燥而结实，皮色正常或淡褐色，表面光亮。病变日久后丘疹融合成片，并逐渐增大，皮肤增厚干燥成席纹状，稍有脱屑。牛皮癣的重要特征是基本损害多是圆形或多角形的扁平丘疹融合成片，搔抓后皮肤肥厚，皮沟加深，皮峭隆起，极易形成苔藓化。常伴有阵发性奇痒，入夜更甚，搔之不知痛楚。每因情绪波动时瘙痒加剧。大多数有局部搔抓摩擦的血痂，经常搔抓后形成皮肤苔藓化，以致越搔越痒，皮损加重而成恶性循环。

局限性者多见于青年或中年，好发于颈部臂弯，腿弯、上眼睑、尾骶、会阴、大腿内侧等处。

泛发性者多见于成人或老年人，皮损除上述部位外，头皮、躯干及四肢之一或大部受累。

病程缠绵，常迁延数年之久，虽经治愈，但容易复发。

西医学中的神经性皮炎，可参考本病诊治。

【病因病机】

壮医认为，本病初起多由风毒、热毒、湿毒等外邪侵袭，阻滞于皮肤，蕴结不散而发；或衣服硬领等外来的机械刺激引起皮肤慢性损伤；或因恣食辛辣、肥甘食品，损伤脾肾，热毒内生，蕴于血分，"两路"受阻，感邪而发。本病迁延日久多耗伤阴血，阴血亏虚，生风化燥，或病程日久，气滞血瘀、肌肤失养也能发病，或血虚肝旺、情志不安、过度紧张、忧愁烦恼更易诱发，且易复发。

【诊断】

（1）在颈项等部位渐渐发生圆形或多角形的扁平丘疹，融合成片，瘙痒剧烈，皮肤肥厚，皮沟加深，皮峭隆起，较快形成苔藓化，反复发作，病程缠绵。剧烈瘙痒和皮肤增厚如牛皮是本病的主要特征。

（2）一般无全身不适，可伴有过度紧张、兴奋、忧郁、疲劳、焦虑、急躁等。多见于青壮年人。

【治疗】

（1）治疗原则：清解风湿热毒，通"两路"，止瘙痒。

（2）选穴：前三杆（DQSg，双侧）、内下桩（DNxz，双侧）、臂上穴（TBs）、鹰嘴环12穴（TYZh-12，双侧）、膝二环11穴（DXh2-11，双侧）；局部耳尖。

（3）操作方法：选取1寸、1.5寸、2.5寸毫针及三棱针（或一次性注射器针头）。首次治疗可先在耳尖局部点刺放血数滴，再行针刺。用"8"字环针法，先针左侧鹰嘴环12穴（TYZh-12）、臂上穴（TBs），直刺入0.8~1.2寸，针右侧膝二环11穴（DXh2-11）、左侧膝二环11穴（DXh2-11），直刺入1~1.5寸；然后针右侧臂上穴（TBs）、鹰嘴环12穴（TYZh-12），直刺入 0.8~1.2 寸，针左侧前三杆（QSg），直刺入 1.5~2 寸；再针右侧内下桩（DNxz）、左侧内下桩（DNxz），直刺入 0.8~1.2 寸；最后针右侧前三杆（DQSg），直刺入 1.5~2 寸。留针 30 分钟。

每周治疗 2~3 次（耳尖局部点刺放血可每周 1 次），4 周为 1 个疗程，治疗 2~3 个疗程。

（4）调摄与养护：忌食辛辣、煎炸、酒等刺激性食物和鱼、虾、牛肉等发物。

四、鼻炎（楞涩）[Ndaengsaek]

鼻炎是指鼻腔黏膜和黏膜下层的慢性炎症，分为过敏性鼻炎、萎缩性鼻炎和慢性鼻炎。

过敏性鼻炎是鼻腔黏膜的变态反应性疾病，是以突然和反复发作鼻塞、鼻痒、打喷嚏、流清涕为特征的病症。

萎缩性鼻炎是一种发展缓慢的鼻腔萎缩性炎症，主要是鼻黏膜萎缩，有时鼻甲也萎缩。

慢性鼻炎一般分为单纯性慢性鼻炎、肥厚性鼻炎、干燥性鼻炎等。本病多继发于急性鼻炎反复发作或未经彻底治疗，或受邻近器官（鼻旁窦、扁桃体等）炎症的长期影响，或受外界不良因素如尘埃、有害气体、干燥、高温等长期作用。

西医学中的慢性鼻炎、鼻窦炎、鼻甲肥大、鼻咽癌，可参考本病诊治。

【病因病机】

（1）过敏性鼻炎：多因为风寒毒邪、异气之邪侵袭鼻窍，或肺肾气虚致肺功能失常，卫表不固，复而感受外邪，肺气失宣，上冲鼻窍而发病。

（2）萎缩性鼻炎：主要是由于燥邪侵犯肺，耗伤精液，脾亏虚，湿热熏灼，鼻失濡养所致。

（3）慢性鼻炎：多为肺、脾功能失调、肺络受阻、壅滞鼻窍，或脾肺虚弱、气血瘀滞、客于鼻窍、阻塞"气道"、邪毒滞留鼻窍，引起"三道两路"不通所致。

【诊断】

（1）过敏性鼻炎临床表现为突然发作鼻塞、鼻痒、打喷嚏、流大量清涕、鼻黏膜苍白水肿；或阵发性鼻咽部、眼部干燥发痒，频频打喷嚏、鼻塞，随后流出大量水样鼻涕，常伴有嗅觉障碍。通常于早晨醒来或环境气温发生急剧变化以及接触某种致敏物质时发病。呈突发性，起病急，症状持续时间甚短，症状消失后一切如常。常反复发作，病程一般较长。

（2）萎缩性鼻炎主要表现为嗅觉减退或消失、鼻内干燥、鼻塞、鼻出血、头痛、头昏、鼻道宽大或鼻气腥臭等。

（3）慢性鼻炎临床上可见鼻阻塞、干燥、分泌物增多、嗅觉障碍等症状。急性者则有发热、疲乏、头痛、头昏、打喷嚏等。慢性单纯性鼻炎主要症状为鼻塞和鼻分泌物增多，若有化脓性细菌繁殖，则分泌物可能是脓性黏液。鼻塞常时轻时重或双侧交替性鼻塞，反复发作，经久不愈，甚至引起嗅觉失灵。

【治疗】

（1）治疗原则：清热毒，通气道。

（2）选穴：手背二环2穴（TSBh2-2）、手背二环3穴（TSBh2-3）、足背一环7穴（DZBh1-7）、足背一环8穴（DZBh1-8）、鹰嘴环12穴（TYZh-12）、前上桩（DQsz）、鼻环2穴（TBh-2）、鼻环10穴（TBh-10）。

（3）操作方法：取1寸毫针，用"8"字环针法针刺。先针左侧手背二环2穴（TSBh2-2）和手背二环3穴（TSBh2-3）、右侧足背一环7穴（DZBh1-7）和足背一环8穴（DZBh1-8），直刺入0.5~0.8寸；然后针左侧足背一环7穴（DZBh1-7）和足背一环8穴（DZBh1-8）、右侧手背二环2穴（TSBh2-2）和手背二环3穴（TSBh2-3），直刺入0.5~0.8寸；再针左侧鹰嘴环12穴（TYZh-12），直刺入0.5~0.8寸，针右侧前上桩（DQsz）、左侧前上桩（DQsz），直刺入1.5~2寸，针右侧鹰嘴环12穴（TYZh-12），直刺入0.5~0.8寸；最后针鼻环2穴（TBh-2）、鼻环10穴（TBh-10），直刺入0.2~0.5寸。留针30分钟。

每周治疗2~3次，10次为1个疗程，治疗1~2个疗程。

（4）调摄与养护：嘱咐患者注意保暖，防止感冒，早晚搓按鼻周穴位。

五、咽炎（货烟妈）[Hozin]

　　咽炎是因脏腑虚弱、咽部失养或邪滞咽部，出现以咽痛、灼热、干痒、异物不适感等为主要症状的疾病。本病为常见多发病，多发于成年人，反复发作，机体抵抗力下降、受凉、疲劳、烟酒过度等常易诱发咽炎。

　　西医学中的急性咽喉炎、慢性咽喉炎、扁桃腺炎、声带结节等引起的咽喉疼痛，均可参考本病进行诊治。

【病因病机】

　　壮医认为，咽炎主要发病机理是热、痧、风、火等邪毒从口鼻入侵，经气道、谷道的门户——咽喉邪正交争，"三道两路"气机阻滞，影响天、地、人三气同步；若饮食不当，过食辛辣、煎炒、肥甘厚腻食物，谷道、气道热毒内生，火毒上攻咽喉，也可引起"三道两路"气机阻滞，天、地、人三气不能同步而致。另外，人体平素虚弱，其相关枢纽脏腑功能失调，"三道两路"不通，天、地、人三气不能同步，也可引起咽炎。

【诊断】

　　（1）以咽喉疼痛、咽部红肿，或咽痛干燥灼热、微痛，或咽痛干燥不适、微痛、微痒，或疼痛剧烈、吞咽困难、有堵塞感或声音嘶哑为主要临床表现。

　　（2）慢性咽炎病程较长，咽部不适感反复发作。

　　（3）机体抵抗力下降、受凉、疲劳、烟酒过度等常易诱发本病。

【治疗】

　　（1）治疗原则：解毒祛邪，通道止痛。

　　（2）选穴：手背二环 11 穴（TSBh2-11）、手背二环 12 穴（TSBh2-12）、手背二环 1 穴（TSBh2-1）、手心二环 9 穴（TSXh2-9）、足背一环 7 穴（DZBh1-7，双侧）、足背二环 7 穴（DZBh2-7，双侧）、鹰嘴环 12 穴（TYZh-12，双侧）。

　　（3）操作方法：取 1 寸毫针，用 "8" 字环针法针刺。先针左（或右）侧手背二环 11 穴（TSBh2-11）、手背二环 12 穴（TSBh2-12）、手背二环 1 穴（TSBh2-1）；然后针右（或左）侧足背一环 7 穴（DZBh1-7）、足背二环 7 穴（DZBh2-7），针左（或右）侧足背二环 7 穴（DZBh2-7）、足背一环 7 穴（DZBh1-7）；再针右（或左）侧手心二环 9 穴（TSXh2-9）；最后针左、右鹰嘴环 12 穴（TYZh-12），直刺入 0.5~0.8 寸。留针 30 分钟。

每周治疗 2~3 次，急性咽喉炎一般治疗 1 周即可治愈；慢性咽喉炎 1 周为 1 个疗程，治疗 1~3 个疗程。

（4）调摄与养护：嘱咐患者少食辛辣煎炸等刺激性食物，起居有常，劳逸结合。

六、耳鸣（惹茸）[Rwzokrumz]、耳聋（惹努）[Rwznuk]

耳鸣、耳聋是指听觉异常、听力下降的两种症状，可由多种疾病引起。耳鸣以自觉耳内鸣响为主症，耳聋以听力减退或听觉缺失为主症，临床治疗方法基本相同，故并列论述。

【病因病机】

耳鸣、耳聋两者在病因病机上大致相同，病因有内因和外因。内因多由恼怒、惊恐致肝、胆风火上逆，而致经气闭阻，"三道两路"不通或肝肾阴虚，精气不能上达于耳。外因为风邪侵袭，壅遏清窍。也有因突然暴响震伤耳窍而引起。

【诊断】

（1）耳鸣的主要症状为自觉耳内或头颅里有鸣声，如闻蝉声、风声或鼓声，鸣声或大或小，妨碍听觉。

（2）耳聋的主要症状为听力障碍，听力不同程度地减退，甚至听觉缺失。

【治疗】

（1）治疗原则：解毒，调气，补虚。

（2）选穴：手背二环 1 穴（TSBh2-1，双侧）、手背二环 4 穴（TSBh2-4，双侧）、手背二环 8 穴（TSBh2-8，双侧）、手背二环 10 穴（TSBh2-10，双侧），耳环 2 穴（TEh-2，双侧）、耳环 4 穴（TEh-4，双侧）、耳环 8 穴（TEh-8，双侧）、耳环 10 穴（TEh-10，双侧）、前三杆（DQSg，双侧）、内三桩（DNSz，双侧）。

（3）操作方法：取 1 寸、1.5 寸、3 寸毫针，用"8"字环针法针刺。

先针左侧耳环 2 穴（TEh–2）、耳环 4 穴（TEh–4）、耳环 8 穴（TEh–8）、耳环 10 穴（TEh–10），斜刺入 0.5~0.8 寸；然后针右侧手背二环 1 穴（TSBh2–1）、手背二环 4 穴（TSBh2–4）、手背二环 8 穴（TSBh2–8）、手背二环 10 穴（TSBh2–10），直刺入 0.3~0.8 寸，针左侧前三杆（DQSg），直刺入 2~2.5 寸；再针右侧内三桩（DNSz）、左侧内三桩（DNSz）、右侧前三杆（DQSg），直刺入 1.5~2.5 寸，针左侧手背二环 1 穴（TSBh2–1）、手背二环 4 穴（TSBh2–4）、手背二环 8 穴（TSBh2–8）、手背二环 10 穴（TSBh2–10），直刺入 0.3~0.8 寸；最后针右侧耳环 2 穴（TEh–2）、耳环 4 穴（TEh–4）、耳环 8 穴（TEh–8）、耳环 10 穴（TEh–10），斜刺入 0.5~0.8 寸。留针 30 分钟。

每周治疗 2~3 次，4 周为 1 个疗程，治疗 1~3 个疗程。

（4）调摄与养护：嘱咐患者注意保暖，忌食辛辣、煎炸食物；加强身体锻炼，保持心情舒畅。